Alexandra Schneider
Wunden, die nicht heilen wollen
Psychotherapie nach Unfall mit Verletzung

Ausführliche Informationen zu jedem unserer lieferbaren und geplanten Bücher finden Sie im Internet unter www.junfermann.de. Dort können Sie auch unseren Newsletter abonnieren und sicherstellen, dass Sie alles Wissenswerte über das JUNFERMANN-Programm regelmäßig und aktuell erfahren.

Besuchen Sie auch unsere e-Publishing-Plattform www.active-books.de.

Alexandra Schneider

Wunden, die nicht heilen wollen

Psychotherapie nach Unfall mit Verletzung

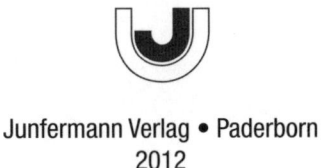

Junfermann Verlag • Paderborn
2012

© Junfermannsche Verlagsbuchhandlung, Paderborn 2012

Coverbild: © Phillip Jones – iStockphoto.com

Covergestaltung/Reihenentwurf: Christian Tschepp

Dieses Buch entstand auf der Grundlage mehrerer vom Bundesministerium für Bildung und Forschung (BMBF) bzw. von der Deutschen Forschungsgemeinschaft (DFG) geförderter Studien, die vom Juli 1996 bis heute am Institut für Forschung in der operativen Medizin (IFOM, Leiter: Prof. Dr. E. A. M. Neugebauer) der Universität Witten/Herdecke durchgeführt wurden.

Satz: JUNFERMANN Druck & Service, Paderborn

Bibliografische Information der Deutschen Bibliothek
Die Deutsche Bibliothek verzeichnet diese Publikation in der Deutschen Nationalbibliografie; detaillierte bibliografische Daten sind im Internet über http://dnb.ddb.de abrufbar.

ISBN 978-3-87387-795-5

Inhalt

Vorwort

Das vorliegende Buch ist das Ergebnis mehrerer vom Bundesministerium für Bildung und Forschung (BMBF) bzw. von der Deutschen Forschungsgemeinschaft (DFG) geförderter Studien, die vom Juli 1996 bis heute am Institut für Forschung in der operativen Medizin (IFOM, Leiter: Prof. Dr. E.A.M. Neugebauer) der Universität Witten/Herdecke durchgeführt wurden (bis 2005: Biochemische und Experimentelle Abteilung der Universität zu Köln). Ausgangspunkt der damaligen Überlegungen war die Tatsache, dass jedes Jahr mehrere Millionen Menschen (allein 9 Millionen im Jahr 2000) einen Unfall mit Verletzungen erleiden, von denen mehr als 15 % (1,6 Millionen im Jahr 2006 [Weißbuch Schwerverletzten-Versorgung 2006]) vollstationär behandelt werden müssen. Die Schwerstverletztenrate in Deutschland liegt bei jährlich 32 500 bis 38 000 Personen (Weißbuch Schwerverletzten-Versorgung 2006). Von diesen verletzten stationär behandlungsbedürftigen Patienten entwickelt eine nicht unerhebliche Anzahl psychische Folgeprobleme wie Posttraumatische Belastungsstörungen (PTSD), Depressionen und/oder Angststörungen mit zum Teil erheblichen persönlichen und finanziellen Folgen für die Betroffenen, aber auch für die Allgemeinheit (Arbeitsausfall, Arbeitsunfähigkeit, Kosten für Therapien etc.). Unser Anliegen am IFOM war es, Methoden zu entwickeln, um diesen Patienten möglichst frühzeitig Hilfe anzubieten, um die Entwicklung von Störungsbildern nach Möglichkeit bereits im Vorfeld schon zu verhindern oder doch die Folgen abzumildern und einer Chronifizierung der Störungen entgegenzuwirken.

Wir begannen unsere Arbeit mit der Entwicklung eines Behandlungskonzeptes für Schwer- und Schwerstverletzte. Dieses Konzept boten wir zunächst nur stationär aufgenommenen Patienten einer unfallchirurgischen Klinik an. Es zeigte sich jedoch, dass wir zwar eine kurzfristige Besserung der Symptome bei betroffenen Patienten bewirken konnten, die aber über den Entlassungszeitpunkt hinaus nicht stabil war. Die eigentlichen Probleme der Patienten begannen nämlich oft erst nach der Entlassung aus der Klinik und nach der Rehabilitationsphase. Die Patienten mussten sich damit auseinandersetzen, dass nach einem Unfall eventuell bleibende körperliche Schäden aufgetreten waren, dass sie aufgrund mangelnder körperlicher Belastbarkeit ihren ursprünglichen Beruf nicht mehr ausüben konnten, dass infolge des Unfalls finanzielle oder Eheprobleme auftraten etc. Das auf der Station im therapeutischen Setting Gelernte war für die Patienten nicht immer übertragbar bzw. die Belastungen der Patienten waren teilweise so groß, dass weitere therapeutische Unterstützung notwendig war. Also erweiterten wir das Behandlungskonzept um Behandlungsangebote nach Rückkehr aus der Rehabilitationsklinik, die im ambulanten Setting angewendet werden können.

Im Laufe der Jahre lernten wir von unseren an den Studien teilnehmenden Patienten, welche Probleme sie auf Station und nach der Rückkehr aus der Klinik nach Hause bewegten. Deckungsgleich mit den Ergebnissen verschiedener Studien aus der Literatur zeigte sich, dass nicht nur die Unfallschwere und der Schweregrad der Verletzung einen Einfluss darauf haben, ob und in welchem Ausmaß eine Patientin nach einem Unfall psychische Probleme entwickelt, sondern dass dies in Abhängigkeit zum Unfallerleben und zur persönlichen Vorgeschichte der Patientin steht. Auch leicht- oder bei einem Unfall gar nicht verletzte Patienten entwickeln unter gewissen Voraussetzungen psychische Folgeprobleme.

Das vorliegende Behandlungsmanual ist das vorläufige Endergebnis der Erfahrungen aus unseren Studien am IFOM. Zwar sind ein großer Teil der Unfallverletzten, besonders der Schwerverletzten, Verkehrsunfallopfer. Unter unseren Studienpatienten fanden sich aber auch Opfer von Berufsunfällen (wie z. B. vom Dach gestürzte Dachdecker) oder Opfer schwerer Freizeitunfälle. Dieses Manual ist daher nicht ausschließlich für Verkehrsunfallopfer gedacht, sondern wurde konzipiert für Unfallopfer allgemein.

Das Behandlungsmanual ist kognitiv-verhaltenstherapeutisch ausgerichtet, bezieht aber integrative Elemente aus der Traumatherapie mit ein. Es beinhaltet sowohl Behandlungselemente, die für die Arbeit mit stationär behandlungsbedürftigen verletzten Unfallpatienten und deren spezielle Problemen gedacht sind, enthält aber auch Elemente, die im ambulanten Setting angewendet werden können; hier auch bei Patienten, die zwar einen Unfall erlitten haben, dabei aber nicht verletzt wurden. Das vorliegende Behandlungskonzept trägt der Tatsache Rechnung, dass Unfallpatienten im Anschluss an einen Unfall nicht nur eine posttraumatische Belastungsreaktion entwickeln, sondern teilweise parallel dazu im Sinne einer Komorbidität oder als einzelnes Störungsbild Angststörungen oder Depressionen.

Es richtet sich an Therapeuten, die über fundierte kognitiv-verhaltenstherapeutische Kenntnisse verfügen. Grundlegende Kenntnisse bei der Diagnose und der verhaltenstherapeutischen Behandlung von PTSD, Angststörungen und Depressionen werden vorausgesetzt. Grundlegende Behandlungselemente der Behandlung von PTSD, Angststörungen und Depressionen werden hier noch einmal zusammengefasst unter besonderer Berücksichtigung der Symptomschwerpunkte, die wir bei unseren Studien bei Unfallpatienten kennengelernt haben, und ergänzt um die Be-

handlung von Symptomen, wie sie vorzugsweise im stationären Bereich bei Unfall-
opfern auftreten.

An dieser Stelle möchte ich allen Unfallpatienten danken, die sich bereit erklärt ha-
ben, an unseren Studien teilzunehmen und mit denen ich arbeiten durfte. Mit ihrer
Offenheit und ihrem Vertrauen waren sie wichtige Lehrmeister, die mir viel über
die Verarbeitung eines Unfalls vermittelt haben. Ganz besonderer Dank gilt den
Mitarbeitern aller unfallchirurgischen Kliniken, die im Rahmen der Studien am
IFOM kooperiert haben, als da sind die Unfallchirurgischen Kliniken der Universi-
tätskliniken der RWTH Aachen, der Universität zu Köln, der Friedrich-Wilhelms-
Universität Bonn sowie die Unfallchirurgische Klinik der Städtischen Kliniken
Köln in Köln-Merheim.

1. Theoretische Hintergründe

1.1 Frühintervention bei Posttraumatischer Belastungsstörung

Verschiedenen epidemiologischen Studien zufolge erleidet ca. ein Drittel der Bevölkerung irgendwann im Laufe seines Lebens ein traumatisches Ereignis wie Vergewaltigung, Verkehrsunfall, Naturkatastrophen etc. (Frommberger et. al. 1997, Maercker et al. 2004, Wagner et al. 1998). Etwa 15–24 % der Betroffenen entwickeln in der Folge eine Posttraumatische Belastungsstörung (PTBS bzw. Posttraumatic Stress Disorder: PTSD) (Breslau et al. 1991, Kessler et al. 1995). Bei ca. 50 % der Betroffenen kommt es zu einer Spontanremission innerhalb eines Jahres (Ehlers 1999), aber bei vielen zeigt sich auch ein chronischer Verlauf mit über Jahre bestehenden Symptomen (Breslau et al. 1998, Kessler et al. 2005). Die Komorbiditätsrate ist hoch (Angstsymptomatiken, Depression, Substanzmittelmissbrauch).

Aufgrund der Schwere von Verlauf und Symptomatik einer PTSD sowie der hohen volkswirtschaftlichen Folgekosten kam es zur Entwicklung verschiedener Frühinterventionen.

Eine frühe Intervention setzt – unter Berücksichtigung der hohen Spontanremissionsrate von 50 % nach einem Jahr – voraus, dass man in der Lage ist, diejenigen Personen zu identifizieren, die gefährdet sind, im Anschluss an die traumatische Situation tatsächlich eine PTSD zu entwickeln. Als *Risikofaktoren* gelten unter anderem frühere Traumatisierung (Breslau et al. 1999), vorbestehende psychische Erkrankung (Angst / Depression) (Breslau et al. 1991), peritraumatische Dissoziation (van der Kolk 2000, Ozer et al. 2003), erlebte Hilflosigkeit, subjektiv erlebtes Leid und das Ausmaß des während eines Traumas von den Betroffenen erlebten Bedrohungsgefühls. Letztere Faktoren scheinen größere Bedeutung für die Entwicklung einer PTSD zu haben als z. B. der Schweregrad einer von den Betroffenen erlittenen körperlichen Verletzung (Ehlers et al. 1998, Schnyder et al. 2002). Allerdings sagen Risikofaktoren eine PTSD nicht zuverlässig voraus und es wird davon abgeraten, Risikofaktoren als Prädiktor für das Auftreten einer PTSD zu wählen.

Ein anderes Mittel, um eine PTSD vorauszusagen, sind *Screeningverfahren*. Es wurden mittlerweile diverse Screeningverfahren entwickelt, deren diagnostische Effizienz zwischen 85–90 % liegt (Brewin et al. 2003, Brewin 2005).

Zu den am häufigsten eingesetzten Frühinterventionsformen gehören Debriefing und verschiedene kognitiv-verhaltenstherapeutisch ausgerichtete Interventionsmethoden.

Beim *Debriefing* handelt es sich meist um eine einmalige Intervention in unmittelbarer Nähe zum Trauma mit Elementen wie Wissensvermittlung über normale Stressreaktionen, Informationen über Strategien im Umgang damit etc. Nach einer Übersichtsarbeit von Michael et al. (2005) ist in der überwiegenden Mehrzahl der gesichteten Studien – obwohl das Debriefing von Betroffenen als hilfreich wahrgenommen wurde – kein positives Behandlungsergebnis nachweisbar. Im Gegenteil erwies sich Debriefing bei einem Teil der Betroffenen langfristig als schädlich, da die Gruppen, die Debriefing erhalten hatten, höhere Raten an PTSD aufwiesen als Gruppen ohne PTSD. Mittel der Wahl zur Frühintervention sind daher in aller Regel kognitiv-verhaltenstherapeutisch ausgerichtete Frühinterventionen.

Kognitiv-verhaltenstherapeutisch ausgerichtete Frühinterventionen bestehen in der Regel aus einer Kombination von Konfrontations-, kognitiven und Angstbewältigungselementen (Foa 2000), wobei je nach Autor und Frühintervention die Behandlungsschwerpunkte unterschiedlich gesetzt werden (eine Übersicht der Autoren und der Kombination der Behandlungselemente siehe Michael et al. 2006). Es lassen sich grob zwei Richtungen unterscheiden: jene, die schwerpunktmäßig verhaltensmoderierende Elemente einsetzen (Foa 2003), und jene, deren Schwerpunkt auf dem Einsatz von stark kognitiven Elementen liegt (Ehlers & Clark 2000; Ehlers et al. 2005). Kernelement bei beiden Richtungen ist der Einsatz einer Exposition (in sensu mit Nacherleben des Traumas in der Vorstellung bzw. in vivo: z. B. Konfrontation mit dem Unfallort).

Es gibt Hinweise darauf, dass die *verhaltensmoderierenden* Ansätze bei verschiedenen Patientengruppen unterschiedlich wirken. Sie haben sich vor allem bei Patienten als hochwirksam gezeigt, deren primäre Emotion bei der Exposition Angst war. Manche Autoren kombinierten darüber hinaus In-sensu- mit In-vivo-Exposition. Der Therapieerfolg lag hier bei 90 % (Grunert et al. 2003). Bei Patienten, bei denen Angst nicht die primäre Emotion war, lag der Therapieerfolg nur bei 15 %.

Auch der Therapieerfolg von Patientinnen, die stark an sekundären negativen Emotionen wie Schuld- oder Schamgefühlen leiden, ist schlecht. Dies wird unter anderem damit erklärt, dass hier Trauma-Interpretationen zugrunde liegen, die nicht habituieren und zu deren Entkräftung ausdrücklich kognitive Strategien benötigt werden (Boos 2005). Patientensubgruppenanalysen bei stärker kognitiv orientierten Behandlungsansätzen liegen nicht vor. Bisson et al. (2003), Bryant et al. (1998, 1999, 2003a, 2003 b), Ehlers et al. (2003) und noch einige andere entwickelten Frühinterventionsmanuale, die auf PTSD-Manualen für chronische PTSD beruhen. Bei allen diesen Manualen werden kognitive und konfrontative Elemente berücksichtigt (Foa et. al. 1995, Bryant 1998, 1999, 2003 a, 2003 b, Bisson 2004). Weitere Therapieelemente sind Angstbewältigungsstrategien wie z. B. Atemtechniken, Progressive Muskelrelaxation, Gedankenstopp etc. Sie werden bei etwa der Hälfte der aufgezeigten Studien mit einbezogen. Allen Ansätzen gemeinsam (bis auf Ehlers et al. 2003) ist, dass es sich um sehr kurze Interventionen handelt (in der Regel fünf wöchentliche Sitzungen; Ehlers et al, 2003: ≤ 15 wöchentliche Sitzungen).

Insgesamt erwiesen sich kognitiv-verhaltenstherapeutische Interventionen als wirksame Verfahren zur Frühintervention bei PTSD und zeigten protektive Wirkung (Bryant 1998, 1999, 2003 a, b; Ehlers et al. 2003). Insbesondere zeigten sich signifikante Ergebnisse bei der Verringerung von Vermeidungsverhalten. Allerdings scheint es so zu sein, dass ausgedehnte Exposition in Verbindung mit Angstmanagement schlechter wirkt als ausgedehnte Exposition alleine (Bryant et al. 1999). Für mich lässt das den Schluss zu, dass möglicherweise durch das Angstmanagement unterdrückt wird, was bei der Exposition Ziel und Ursache der Wirkung dieses Verfahrens ist: das Hineingehen in die Angst mit anschließender Habituation.

Im Folgenden orientieren wir uns beim Aufbau des Manuals zum einen an Ehlers et al. (2005), die mit ihrer kognitiven Therapiestrategie einen starken Rückgang sowohl bei PTSD-Symptomen als auch bei Symptomen von Depression und Angst nachweisen können, zum anderen am Manual zur Kognitiven Verhaltenstherapie von PTSD bei Verkehrsunfallopfern von Zöllner et al. (2005). Ehlers et al. verfolgen bei ihrem Vorgehen vor allem drei Ziele:
1. die Modifizierung exzessiver negativer Bewertungen des Traumas und seiner Folgen,
2. die Reduzierung des Wiedererlebens / der Flash-Backs durch Elaboration des traumatischen Geschehens sowie durch eine genaue Unterscheidung und Abgrenzung der Trigger,
3. die Verringerung dysfunktionalen Verhaltens und kognitiver Strategien (**z. B. Vermeidung, über den Unfall zu reden, oder Überschätzung des Risikos** eines erneuten Unfalls).

Die Modifizierung negativer Bewertungen erfolgt u.a. durch sokratische Gesprächsführung und Einbau von veränderten Bewertungen in die traumatische Situation mithilfe von Imaginationsverfahren. Die Reduzierung des Wiedererlebens erfolgt bei Ehlers im Wesentlichen durch gründliche Elaboration des Traumas, durch die Entwicklung eines Narrativs, welches vor dem Trauma startet und das endet, wenn der Patient sich in Sicherheit befindet. Die Geschehnisse während des Traumas werden so in einen Kontext und eine Reihenfolge gebracht. Ehlers et al. (2005) nennen als Haupttechniken das Verfassen eines detaillierten Berichtes des Geschehenen und das imaginative Nacherleben des Geschehenen. Zöllner et al. (2005) benutzen hier die Methode des „prolonged exposers" als Form des imaginativen Nacherlebens.

Diese soll in das vorliegende Manual mit aufgenommen werden. Die Methoden des Manuals von Zöllner et al. zum Umgang mit Gefühlen von übermäßiger Schuld und Ärger werden hier ebenfalls aufgenommen.

Dysfunktionale Kognitionen werden durch Methoden der kognitiven Umstrukturierung / des Sokratischen Dialogs bearbeitet (analog dem Vorgehen von Ehlers 1999, Zöllner 2005; zur sokratischen Gesprächsführung siehe auch Stavemann 2002).

1.2 Depression und Angst als Folge eines traumatischen Erlebens

Immer wieder wird darauf hingewiesen, dass es eine hohe Komorbiditätsrate von PTSD mit Angst, aber auch Depression gibt. Im Zusammenhang mit traumatischem Erleben steht jedoch die frühzeitige Behandlung einer PTSD-Symptomatik im Fokus der Forschung. Es gibt Hinweise darauf, dass durch eine PTSD-Behandlung auch komorbide Störungsbilder zurückgehen (vgl. z. B. Ehlers 2005).

So führte bei den Studien von Ehlers et al. (2003) die PTSD-Behandlung auch zu einem gleichzeitigen Rückgang von Depression und Ängstlichkeit. Der Zusammenhang, dass durch eine Behandlung der PTSD gleichzeitig ein Rückgang der komorbiden depressiven Symptomatik zu beobachten ist, findet sich auch in anderen Studien.

Allerdings können in einem relativ hohen Prozentsatz Angst und Depression als alleinige Folge eines traumatischen Erlebens auftreten, ohne gleichzeitigem Auftreten einer PTSD-Symptomatik (O'Donnell et al. 2004). Frühinterventionstechniken bei Angst und / oder Depression unmittelbar nach Trauma existieren allerdings nicht.

Wir werden deshalb in diesem Manual bei depressiven Symptomen, die parallel zu einer PTSD-Symptomatik auftreten, zunächst die PTSD-Behandlung in den Vordergrund stellen und ansonsten auf generelle Techniken der Depressionsbehandlung zurückgreifen, im stationären Setting adaptiert an die Krankenhaussituation. Aus Erfahrungen vorangegangener eigener Studien wissen wir, dass gerade und vor allem bei Schwerverletzten das Krankenhaussetting (wiederholte Operationen, unklare Heilungschancen, das Erleben von Kontrollverlust und Hilflosigkeit, lange Bettlägerigkeit etc.) zu einer depressiven Symptomatik beitragen kann. Dem wird bei der Behandlung einer Depression Rechnung getragen werden (s. 3.2 „Symptomübergreifende Themen und ihre Behandlung").

Weiterhin stellen Grübeln, dysfunktionale Kognitionen und die Frage nach dem Was-wäre-Wenn (... das Bein nicht mehr heilt; ... ich meinen Job verliere, weil ich so lange krank sein werde, ... ich meinen Beruf nicht mehr ausüben kann, ... meine Frau / mein Mann auf Dauer die verletzungsbedingten Belastungen / deren Folgen nicht mehr aushält und sich meine Beziehung verschlechtert? Etc.) wichtige Faktoren dar. Vor allem bei länger stationär behandlungsbedürftigen Unfallpatienten können sie die Entstehung oder Verschlimmerung einer depressiven Symptomatik begünstigen. Deshalb wird die Unterbrechung von Grübeln und Gedankenketten des „Was-wäre-Wenn" ein wichtiger Aspekt bei der Depressionsbehandlung sein.

2. Diagnosestellung

Zur diagnostischen Abklärung von Störungsbildern gibt es mittlerweile diverse gut validierte Fragebögen, z. B.:

···⟩ Becks Depressionsinventar (BDI),
···⟩ Hospital Anxiety and Depression Scale, deutsche Version (HADS-D),
···⟩ Impact of Event Scale, revidierte Fassung (IES-R),

um nur einige zu nennen, sowie diagnostische Interviews, z. B. Diagnostisches Interview für DSM-IV (SKID–I; Psychische Störungen).

Ein Punktwert in einem Fragebogen ist jedoch immer nur ein Hinweis auf das mögliche Vorliegen eines Störungsbildes, der näher abgeklärt werden muss. Zur Operationalisierung und Objektivierung von Diagnosen wurden verschiedene Diagnosesysteme entwickelt. Gängig und weitverbreitet sind das „Diagnostic and Statistical Manual of Mental Disorders" (DSM-IV) der American Psychiatric Association sowie das „International Classification od Diseases" (ICD-10) der Weltgesundheitsorganisation, welches das in Deutschland allgemein gebräuchliche kategoriale System ist. Je nach Diagnosesystem gibt es größere oder nur geringe Übereinstimmungen in den Kriterien der einzelnen Störungsbilder. Die ICD-10 bzw. DSM-IV-Kriterien werden für jedes Störungsbild im weiteren Verlauf dieses Kapitels noch einmal aufgeführt.

Sofern man als Therapeut schon frühzeitig stationär auf der Unfallchirurgie in Kontakt mit Patienten kommt, ist es sinnvoll, nach Einweisung der Patienten ein kurzes Screening vorzunehmen, indem man zum Beispiel den HAD-S und den IES-R vorlegt. Auf diese Weise verschafft man sich einen Überblick, ob ein Patient als Risikopatient zu gelten hat, und kann frühzeitig intervenieren.

Wie bereits erwähnt muss man grundsätzlich bei einer frühzeitigen Diagnostik und Intervention davon ausgehen, dass sowohl die Ergebnisse von Fragebögen als auch der sich an gängigen Diagnosesystemen orientierende diagnostische Eindruck zu Beginn der Behandlung keine Diagnosesicherheit gewährt, sondern einen Hinweis darauf gibt, dass eine Patientin gefährdet sein könnte, ein Störungsbild zu entwickeln. Da der stationäre Teil des vorliegenden Behandlungskonzepts schon frühzeitig nach dem Unfall einsetzt, können Zeitkriterien, wie sie z. B. bei der Depression (Mindestdauer der Symptome zwei Wochen) oder auch bei PTSD vorgegeben sind, nicht berücksichtigt werden. Diese Einschränkung entfällt, sobald die Intervention zu einem späteren Zeitpunkt stattfindet.

2.1 Posttraumatische Belastungsstörung

Eine PTSD ist gekennzeichnet durch eine Reihe unterschiedlicher Symptome, die sich im Wesentlichen in drei Hauptgruppen unterteilen lassen:
1) sich aufdrängende, ungewollte Erinnerungen an das Ereignis,
2) Versuche, alles zu vermeiden, was an das Trauma erinnern könnte, sowie
3) auf der körperlichen Seite Übererregung (Hyperarousal).

Die Komorbidität mit Depressionen, Angst, somatoformen Störungen sowie Substanzmissbrauch und Substanzabhängigkeit ist hoch (vgl. z. B. Bleich et al. 1997, Brady 1997, Blanchard et al. 2004). Das DSM-IV fordert für die Diagnosestellung das Vorliegen von Symptomen aus allen drei Hauptgruppen sowie eine Mindestdauer der Symptome von mehr als einem Monat. Nach dem ICD-10 sind für die Diagnose einer PTSD das Auftreten „wiederholter, unausweichlicher Erinnerungen" oder „die Wiederinszenierung des Ereignisses in Gedächtnis, Tagträumen oder Träumen" innerhalb von sechs Monaten nach einem traumatischen Ereignis ausreichend. Aufgrund der unterschiedlichen Diagnosekriterien liegen die PTSD-Raten teilweise um mehr als das Doppelte höher, wenn ICD-10 Kriterien zugrunde gelegt werden (Andrews et al. 1999, Rosner et al. 2009).

Diagnosekriterien der PTSD nach ICD-10 (F43.1)

A. Stressor:
Ereignis oder Situation außergewöhnlicher Bedrohung oder katastrophenartigen Ausmaßes, das bei fast jedem eine tiefe Verstörung hervorrufen würde.

B. Notwendige Symptome:
Wiederholte unausweichliche Erinnerung oder Wiederinszenierung des Ereignisses in Gedächtnis, Tagträumen oder Träumen.

C. Andere typische Symptome:
Andauerndes Gefühl von Betäubt-Sein und emotionaler Stumpfheit, Gleichgültigkeit gegenüber anderen Menschen, Teilnahmslosigkeit gegenüber der Umgebung, Vermeidung von Aktivitäten und Situationen, die Erinnerungen an das Trauma wachrufen können.

D. Gewöhnliche Symptome:
Vegetative Übererregtheit mit Vigilanzsteigerung, übermäßige Schreckhaftigkeit und Schlaflosigkeit, Angst und Depression.

E. Seltene Symptome:
Dramatische, akute Ausbrüche von Angst, Panik oder Aggression.

F. Zeitlicher Rahmen:
Symptome treten üblicherweise innerhalb von sechs Monaten nach dem belastenden Ereignis auf.

Diagnosekriterien der PTSD nach DSM-IV

Kriterium A: Ereignis
Die Person wurde mit einem traumatischen Ereignis konfrontiert, bei dem die folgenden Kriterien vorhanden waren:
1. Die Person erlebte, beobachtete oder war mit einem oder mehreren Ereignissen konfrontiert, die den tatsächlichen oder drohenden Tod oder ernsthafte Verletzung oder eine Gefahr der körperlichen Unversehrtheit der eigenen Person oder anderer Personen beinhalten.
2. Die Reaktion der Person umfasste intensive Furcht, Hilflosigkeit oder Entsetzen.

Kriterium B: Wiedererleben
Das traumatische Erlebnis wird ständig auf mindestens eine der folgenden Arten wiedererlebt:
1. wiederholte und sich aufdrängende Erinnerungen an das Ereignis,
2. wiederholte, stark belastende Träume,
3. plötzliches Handeln oder Fühlen, als ob das traumatische Ereignis wiedergekehrt wäre,
4. intensives psychisches Leid bei der Konfrontation mit Ereignissen, die das traumatische Ereignis symbolisieren oder ihm in irgendeiner Weise ähnlich sind, einschließlich Jahrestage des Traumas,
5. physiologische Reaktionen bei der Konfrontation mit Ereignissen, die einem Bestandteil des traumatischen Ereignisses ähneln oder es symbolisieren.

Kriterium C: Vermeidung / Einschränkung der Reagilibilität
Anhaltende Vermeidung von Stimuli, die mit dem Trauma in Verbindung stehen, oder eine Einschränkung der allgemeinen Reagilibilität (war vor dem Trauma nicht vorhanden), was sich in mindestens drei der folgenden Merkmale ausdrückt:
1. Anstrengungen, Gedanken oder Gefühle, die mit dem Trauma in Verbindung stehen, zu vermeiden;
2. Anstrengungen, Aktivitäten oder Situationen, die Erinnerungen an das Trauma wachrufen, zu vermeiden;
3. Unfähigkeit, sich an einen wichtigen Bestandteil des Traumas zu erinnern;
4. auffallend vermindertes Interesse an bedeutenden Aktivitäten;
5. Gefühl der Isolierung oder Entfremdung von anderen;
6. eingeschränkter Affekt, z.B. keine zärtlichen Gefühle mehr empfinden können;
7. Gefühl einer überschatteten Zukunft, z.B. erwartet nicht, Karriere zu machen, zu heiraten, Kinder zu haben oder lange leben zu können.

Kriterium D: Hyperarousal
Anhaltende Symptome erhöhten Arousals (vor dem Trauma nicht vorhanden). Mindestens zwei der folgenden Symptome liegen vor:
1. Schwierigkeiten, ein- oder durchzuschlafen,
2. Reizbarkeit oder Wutausbrüche,
3. Konzentrationsschwierigkeiten,
4. übermäßige Wachsamkeit (Hypervigilianz),
5. übertriebene Schreckreaktion.

Kriterium E: Dauer
Das Störungsbild (Symptome unter Kriterium B, C und D) dauert länger als ein Monat.

2.2 Depression:

Das ICD-10 unterscheidet im Wesentlichen zwischen depressiven Episoden (F32) und einer rezidivierenden depressiven Störung (F33), die wiederum nach Schweregraden unterschieden werden (leicht, mittelgradig, schwer mit oder ohne psychotischen Symptomen). Als weitere Diagnosemöglichkeiten liegen die manische bzw. die bipolare Störung vor, wobei innerhalb der bipolaren Störung wieder verschiedene Episoden und verschiedene Schweregrade unterschieden werden. Der depressiven Episode entspricht die Major Depression der DSM-IV (einzelne Episode), der rezidivierenden depressiven Störung entspricht die Major Depression, rezidivierend des DSM-IV, wobei die Diagnosekriterien einer mittelgradigen depressiven Episode nach ICD-10 und die Diagnosekriterien der Episode einer Major Depression nach DSM-IV weitgehend übereinstimmen. Der DSM-IV kennt weiterhin die Diagnose einer bipolaren Störung I bzw. der bipolaren Störung II. Beide Diagnosesysteme verwenden darüber hinaus als weitere Diagnosemöglichkeit die nicht näher bezeichnete (rezidivierende) depressive Episode bzw. Störung sowie die Kategorie der nicht näher bezeichneten affektiven Störung.

Als Folge eines Unfalls haben wir es jedoch in der Regel mit depressiven Episoden oder schlimmstenfalls mir rezidivierenden depressiven Störungen zu tun bzw. mit ihrer DSM-IV-Entsprechung, der Major Depression. ICD-10 und DSM-IV legen bei diesen Störungsbildern folgende diagnostischen Kriterien zugrunde:

Diagnosekriterien für Depression nach ICD-10 (F32; F33)

Das ICD-10 unterscheidet grob zwischen einer einzelnen depressiven Episode (unterschiedlicher Schwere und Verlaufsart/-dauer) und einer rezidivierenden depressiven Störung (ab dem ersten Wiederholungsfall [Rezidiv], ebenfalls mit unterschiedlicher Schwere und Verlaufsart/-dauer).

Das gemeinsame Kennzeichen jeder depressiven Erkrankung ist das sogenannte „depressive Syndrom", d. h. eine variable, aber dennoch charakteristische Ansammlung von Einzelsymptomen.

Ein solches „depressives Syndrom" ist gemäß ICD-10 (klinisch-diagnostische Leitlinien, 5. Auflage, S.141 ff.) gekennzeichnet durch folgende Hauptsymptome:
···⟩ depressive Stimmung
···⟩ Verlust von Interesse und Freude
···⟩ erhöhte Ermüdbarkeit

Diagnosekriterien für Depression nach ICD-10 (F32; F33)

Zusätzliche häufige Symptome:

⋯➢ Defizite in Konzentration und Aufmerksamkeit

⋯➢ Reduktion von Selbstwertgefühl und Selbstvertrauen

⋯➢ Schuldgefühle und Gefühle von Wertlosigkeit

⋯➢ negative und pessimistische Zukunftsperspektiven

⋯➢ Suizidgedanken, erfolgte Selbstverletzung oder Suizidhandlungen

⋯➢ Schlafstörungen

⋯➢ verminderter Appetit

Optional kann ein „somatisches Syndrom" diagnostiziert werden.

Es gelten folgende diagnostische Kriterien für die einzelnen depressiven Episoden:

Leichte depressive Episode (F32.0; F33.0):

⋯➢ Mindestens zwei der drei Hauptsymptome (typischen Symptome) und zwei der zusätzlichen Symptome sind vorhanden, wobei keines der Symptome besonders ausgeprägt sein sollte.

⋯➢ Vorliegen der Symptome über mindestens zwei Wochen.

⋯➢ Optional Bestehen eines „somatischen Syndroms" (s.u.)

⋯➢ Es besteht ein deutliches Leiden, die Berufstätigkeit ist aber höchstens teilweise eingeschränkt.

Mittelgradige depressive Episode (F32.1; F33.1):

⋯➢ Mindestens zwei der drei Hauptsymptome (typischen Symptome) und mindestens drei der zusätzlichen Symptome müssen vorhanden sein.

⋯➢ Einige Symptome sind dabei besonders ausgeprägt „oder [es ist] durchgehend ein besonders weites Spektrum von Symptomen vorhanden".

⋯➢ Vorliegen der Symptome über mindestens zwei Wochen

⋯➢ Optional Bestehen eines „somatischen Syndroms" (s.u.)

⋯➢ Erhebliches Leiden. „Ein Patient mit einer mittelgradigen depressiven Episode kann nur unter erheblichen Schwierigkeiten soziale, häusliche und berufliche Aktivitäten fortsetzen."

Schwere depressive Episode (F32.2; F32.3 bzw. F33.2; F33.3):

⋯➢ Alle drei typischen Symptome müssen vorhanden sein und mindestens vier zusätzliche Symptome.

⋯➢ Einige der zusätzlichen Symptome sollten ausgeprägt sein.

⋯➢ Psychotische Symptome (Wahnideen, Halluzinationen oder ein depressiver Stupor) können vorhanden sein (F32.2) oder nicht (F32.3).

⋯➢ „Es ist sehr unwahrscheinlich, dass ein Patient während einer schweren depressiven Episode in der Lage ist, soziale, häusliche und berufliche Aktivitäten fortzuführen, allenfalls sehr begrenzt."

⋯➢ Zur Beurteilung des Schweregrades einer „rezidivierenden depressiven Störung" gelten zunächst dieselben Kriterien wie bei der einzelnen depressiven Episode.

Diagnosekriterien für Major Depression nach DSM-IV 296.2, 296.3

Der DSM-IV unterscheidet bei depressiven Störungen zwischen einzelnen und rezidivierenden Episoden einer Major Depression, die wiederum unterteilt werden können in leicht, mittelschwer, schwer ohne psychotische Merkmale, schwer mit psychotischen Merkmalen sowie nach chronisch, mit katatonen Merkmalen, mit melancholischen Merkmalen, mit atypischen Merkmalen und mit postpartalem Beginn. Hier werden in der Folge nur die Diagnosekriterien für eine einzelne und für rezidivierende Episoden einer Major Depression aufgelistet.

Kriterien für die Diagnose einer Major Depression

A. Vorliegen von *mindestens fünf der folgenden* Symptome. Dauer der Symptome mindestens zwei Wochen. Die Symptome stellen eine Änderung gegenüber der vorher bestehenden Leistungsfähigkeit dar. Mindestens eines der Symptome ist entweder 1) depressive Verstimmung oder 2) Verlust an Interesse oder Freude. Auszuschließen sind Symptome, die eindeutig durch einen medizinischen Krankheitsfaktor, stimmungsinkongruenten Wahn oder Halluzinationen bedingt sind.

1. Depressive Verstimmung an fast allen Tagen, für die meiste Zeit des Tages, vom Betroffenen selbst berichtet (z. B. fühlt er sich traurig oder leer) oder von anderen beobachtet (z. B. erscheint er den Tränen nahe).
   Beachte: Kann bei Kindern und Jugendlichen auch reizbare Verstimmung sein.
2. Deutlich vermindertes Interesse oder Freude an allen oder fast allen Aktivitäten, an fast allen Tagen, für die meiste Zeit des Tages (entweder nach subjektivem Ermessen oder von anderen beobachtet).
3. Deutlicher Gewichtsverlust ohne Diät; oder Gewichtszunahme (mehr als 5 % des Körpergewichtes in einem Monat); oder verminderter oder gesteigerter Appetit an fast allen Tagen.
   Beachte: Bei Kindern ist das Ausbleiben der zu erwartenden Gewichtszunahme zu berücksichtigen.
4. Schlaflosigkeit oder vermehrter Schlaf an fast allen Tagen.
5. Psychomotorische Unruhe oder Verlangsamung an fast allen Tagen (durch andere beobachtbar, nicht nur das subjektive Gefühl von Rastlosigkeit oder Verlangsamung).
6. Müdigkeit oder Energieverlust an fast allen Tagen.
7. Gefühle von Wertlosigkeit oder übermäßige oder unangemessene Schuldgefühle (die auch wahnhaftes Ausmaß annehmen können) an fast allen Tagen (nicht nur Selbstvorwürfe oder Schuldgefühle wegen des Krankseins).
8. Verminderte Fähigkeit zu denken oder sich zu konzentrieren oder verringerte Entscheidungsfähigkeit an fast allen Tagen (entweder nach subjektivem Ermessen oder von anderen beobachtet).
9. Wiederkehrende Gedanken an den Tod (nicht nur Angst vor dem Sterben), wiederkehrende Suizidvorstellungen ohne genauen Plan, tatsächlicher Suizidversuch oder genaue Planung eines Suizids.

Diagnosekriterien für Major Depression nach DSM-IV 296.2, 296.3

B. Die Symptome erfüllen nicht die Kriterien einer Gemischten Episode.

C. Die Symptome verursachen in klinisch bedeutsamer Weise Leiden oder Beeinträchtigungen in sozialen, beruflichen oder anderen wichtigen Funktionsbereichen.

D. Die Symptome gehen nicht auf die direkte körperliche Wirkung einer Substanz (z. B. Droge, Medikament) oder eines medizinischen Krankheitsfaktors (z. B. Hypothyreose) zurück.

E. Die Symptome können nicht besser durch einfache Trauer erklärt werden, d. h., nach dem Verlust einer geliebten Person dauern die Symptome länger als zwei Monate an oder sie sind durch deutliche Funktionsbeeinträchtigungen, krankhafte Wertlosigkeitsvorstellungen, Suizidgedanken, psychotische Symptome oder psychomotorische Verlangsamung charakterisiert.

2.3 Angst

Neben Depressionen gehören Angststörungen zu den häufigsten psychischen Störungen. Kessler et al. (2006) fanden bei der Untersuchung von 9782 englischsprachigen Personen Lebenszeit-Prävalenzraten von 22,7 % allein für Panikattacken (ohne Agoraphobie).

Angststörungen nach einem Unfall können in verschiedenen Formen auftreten:

---> Im Sinne einer *generalisierten Angststörung* in Form von anhaltenden (unrealistischen) Sorgen über die Zukunft, den Heilungsverlauf, die berufliche Weiterentwicklung, den weiteren Verlauf der Partnerschaft etc. Die Patientinnen sorgen sich permanent, ohne diese Sorgen eindämmen zu können.

---> Als *Panikattacken,* die häufig als Reaktion auf lang anhaltende multiple Belastungen und eine Erhöhung des allgemeinen Anspannungsniveaus entstehen (durch den Unfall selbst, die Verletzungen, die Kliniksituation, durch häufige wiederholte Operationen mit Schmerzen, die ungewohnte Umgebung, mehrfache Ortswechsel, z. B. von der Unfallklinik in die heimatnahe Klinik und von dort in die Rehabilitationsklinik und damit verbunden das Fehlen einer Privatsphäre oder einer vertrauten Umgebung). Auslöser kann auch sein, dass Patienten körperliche Einschränkungen zurückbehalten, sodass sie in bestimmten Situationen nicht mehr wie gewohnt reagieren können.

Ein Beispiel:
Ein Patient, der bei einem Unfall eine schwere Beinverletzung erlitten hat, hat als Folge davon eine bleibende Gehbehinderung zurückbehalten. Er kann sich nur noch in langsamem Tempo fortbewegen. Laufen oder schnelles Gehen sind nicht mehr möglich. Überquert ein solcher Patient die Straße und die Ampel springt mitten in der Überquerung von Grün auf Rot bzw. ein Fahrzeug biegt an dieser Stelle im zügigen Tempo in die Straße ein, die der Patient gerade überquert, so kann dies zur Auslösung einer Panikattacke führen, da der Patient das Gefühl hat, nicht schnell genug auf die sichere andere Straßenseite gelangen zu können. Weitere angstauslösende Situationen bis hin zur Panik können bestimmte Verkehrssituationen sein (z. B. entgegenkommende Fahrzeuge, Fahrzeuge, die überholen, schnelles Fahren (wenn der Patient Beifahrer ist) etc.

---> Als *Phobie* im Sinne einer Fahrphobie oder einer Agoraphobie. Die Patientin, die mit dem Auto, dem Motorrad oder dem Fahrrad verunglückt ist, vermeidet es beispielsweise in Zukunft, dieses Verkehrsmittel zu benutzen. Oder die Patientin vermeidet es, die Strecke zu fahren, auf der der Unfall geschehen ist, oder den Unfallort selbst. Andere Patienten fahren zu bestimmten Tageszeiten nicht mehr (z. B. nicht mehr abends, weil der Unfall am Abend geschehen ist).

Auch im Symptombereich Angst gibt es Unterschiede in den diagnostischen Kriterien bei ICD-10 und DSM IV:

2.3.1 Generalisierte Angststörung

Während bei der DSM-IV die als unkontrollierbar erscheinenden Sorgen im Mittelpunkt der Störung stehen, fokussiert das ICD-10 auf generalisierte und anhaltende Angst. Von normalen Sorgen unterscheiden sich die Sorgen einer generalisierten Angststörung dadurch, dass sie als unkontrollierbar wahrgenommen werden und über einen längeren Zeitraum an den meisten Tagen auftreten. Während das DSM-IV sechs Symptome als charakteristisch für eine generalisierte Angststörung betrachtet, von denen zur Diagnose des Störungsbildes mindestens drei vorliegen müssen, werden im ICD-10 mindestens vier Symptome aus einer Liste von 22 als notwendig für die Diagnose angesehen.

Diagnosekriterien der Generalisierten Angststörung nach ICD-10

Das wesentliche Symptom ist eine generalisierte und anhaltende Angst, die aber nicht auf bestimmte Situationen in der Umgebung beschränkt oder darin auch nur besonders betont ist, d. h., sie ist frei flottierend. Wie bei anderen Angststörungen sind die hauptsächlichen Symptome sehr unterschiedlich, aber Beschwerden wie ständige Nervosität, Zittern, Muskelspannung, Schwitzen; Benommenheit, Herzklopfen, Schwindelgefühle oder Oberbauchbeschwerden gehören zu diesem Bild. Häufig werden Befürchtungen geäußert, der Patient selbst oder ein Angehöriger könnten demnächst erkranken oder verunglücken, sowie eine große Anzahl anderer Sorgen und Vorahnungen.

Diagnostische Leitlinien:
Der Patient muss primäre Symptome von Angst an den meisten Tagen, mindestens mehrere Wochen lang, meist mehrere Monate, aufweisen. In der Regel sind folgende Einzelsymptome festzustellen:
1. Befürchtungen (Sorge über zukünftiges Unglück, Nervosität, Konzentrationsschwierigkeiten usw.);
2. motorische Spannung (körperliche Unruhe, Spannungskopfschmerz, Zittern, Unfähigkeit, sich zu entspannen);
3. vegetative Übererregbarkeit (Benommenheit, Schwitzen, Tachykardie oder Tachyhypnoe, Oberbauchbeschwerden, Schwindelgefühle, Mundtrockenheit etc.).

Diagnosekriterien der Generalisierten Angststörung nach DSM-IV

A. Übermäßige Angst und Sorge (furchtsame Erwartung) bezüglich mehrerer Ereignisse oder Tätigkeiten (wie etwa Arbeit oder Schulleistungen), die während mindestens sechs Monaten an der Mehrzahl der Tage auftreten.

B. Die Person hat Schwierigkeiten, die Sorgen zu kontrollieren.

C. Die Angst und Sorge sind mit mindestens drei der folgenden sechs Symptome verbunden (wobei zumindest einige der Symptome in den vergangenen sechs Monaten an der Mehrzahl der Tage vorlagen):
1. Ruhelosigkeit oder ständiges „Auf-dem-Sprung-Sein",
2. leichte Ermüdbarkeit,
3. Konzentrationsstörungen oder Leere im Kopf,
4. Reizbarkeit,
5. Muskelspannung,
6. Schlafstörungen (Ein- oder Durchschlafschwierigkeiten oder unruhiger, nicht erholsamer Schlaf).

D. Die Angst und Sorgen sind nicht auf Merkmale einer Achse-I-Störung beschränkt, z. B. die Angst und Sorgen beziehen sich nicht darauf, eine Panikattacke zu haben (wie bei Panikstörung), sich in der Öffentlichkeit zu blamieren (wie bei sozialer Phobie), verunreinigt zu werden (wie bei Zwangsstörung), von zu Hause oder engen Angehörigen weit entfernt zu sein (wie bei Störung mit Trennungsangst), zuzunehmen (wie bei Anorexia Nervosa), viele körperliche Beschwerden zu haben (wie bei Somatisierungsstörung) oder eine ernsthafte Krankheit zu haben (wie bei Hypochondrie). Auch treten die Angst und die Sorge nicht ausschließlich im Verlauf einer Posttraumatischen Belastungsstörung auf.

E. Die Angst, Sorge oder körperlichen Symptome verursachen in klinisch bedeutsamer Weise Leiden oder Beeinträchtigungen in sozialen, beruflichen oder anderen Funktionsbereichen.

2.3.2 Panikstörung und Agoraphobie

Typisches Kennzeichen von Panikstörungen ist das Auftreten von Panikattacken „aus heiterem Himmel", die nicht an situative Auslöser gebunden sind. Die die Panikattacken begleitenden körperlichen Symptome wie Herzklopfen, Schwindel etc. werden in der Regel dahingehend fehlinterpretiert, an einer bedrohlichen Erkrankung zu leiden, gleich einen Herzinfarkt oder einen Schlaganfall zu erleiden, in Ohnmacht zu fallen, die Kontrolle zu verlieren, verrückt zu werden oder zu sterben. Die Panikattacken werden oft als so bedrohlich erlebt, dass die Betroffenen Angst vor einem neuen Anfall, also Angst vor der Angst entwickeln und in der weiteren Folge Vermeidungsverhalten entwickeln (z. B. angstauslösende Situationen / Orte meiden), weil sie fürchten, bei einem Wiederauftreten der Panikattacke nicht flüchten zu können oder hilflos ausgeliefert zu sein. Panikstörungen treten daher in 50 % der Fälle gemeinsam mit Agoraphobie auf (Dick et al. 1994, Eaton 1994, Regier 1990).

Leitsymptome und Diagnosekriterien einer Panikstörung nach ICD-10

Generelles Kriterium: Die psychischen, Verhaltens- und vegetativen Symptome müssen primäre Manifestationen der Angst sein und dürfen nicht auf anderen Symptomen wie Wahn- oder Zwangsgedanken beruhen!

Panikstörung (episodisch paroxysmale Angst) (F41.0)

Symptomatik: Wesentliche Kennzeichen sind wiederkehrende, schwere Angstattacken (Panik), die sich nicht auf eine spezifische Situation oder besondere Umstände beschränken, nicht vorhersehbar sind und deshalb zu Erwartungsangst führen können. Typische Symptome sind: Herzklopfen, -rasen oder unregelmäßiger Herzschlag; Schwitzen; Erstickungsgefühl; Schmerzen, Druck oder Enge in der Brust; Schwindel-, Unsicherheits- oder Benommenheitsgefühle; Gefühl, dass Dinge unwirklich sind oder man „nicht richtig da" ist (Derealisation, Depersonalisation); Angst, die Kontrolle zu verlieren, „wahnsinnig zu werden" oder ohnmächtig zu werden; Angst zu sterben.

Diagnostische Kriterien (ICD-10):
Eine eindeutige Diagnose ist nur bei mehreren schweren vegetativen Angstanfällen zu stellen, die innerhalb eines Zeitraums von etwa einem Monat aufgetreten sind,
1. in Situationen, in denen keine objektive Gefahr besteht;
2. wenn die Angstanfälle nicht auf bekannte oder vorhersagbare Situationen begrenzt sind;
3. zwischen den Attacken müssen weitgehend angstfreie Zeiträume liegen (Erwartungsangst ist jedoch häufig).

Differenzialdiagnose: Panikattacken bei bekannter Phobie sind ein Maß für die Schwere der Phobie. Panik im Rahmen einer depressiven Störung sollte keine Hauptdiagnose sein.

Diagnosekriterien von Panikstörung nach DSM-IV

Diagnostische Kriterien für Panikstörung ohne Agoraphobie

A. Sowohl die Kriterien von 1. als auch 2. müssen erfüllt sein:
   1. wiederkehrende unerwartete Panikattacken (siehe S. 482 DSM-IV-TR);
   2. bei mindestens einer der Attacken folgte mindestens ein Monat mit mindestens einem der nachfolgend genannten Symptome:
      a. anhaltende Besorgnis über das Auftreten weiterer Panikattacken,
      b. Sorgen über die Bedeutung der Attacke oder ihre Konsequenzen (z. B. die Kontrolle zu verlieren, einen Herzinfarkt zu erleiden, verrückt zu werden),
      c. deutliche Verhaltensänderung infolge der Attacken.

B. Es liegt keine Agoraphobie vor.

C. Die Panikattacken gehen nicht auf die direkte körperliche Wirkung einer Substanz (z. B. Droge, Medikament) oder eines medizinischen Krankheitsfaktors (z. B. Hyperthyreose) zurück.

Diagnosekriterien von Panikstörung nach DSM-IV

D. Die Panikattacken werden nicht durch eine andere psychische Störung besser erklärt, wie z. B. Soziale Phobie (Panikattacken nur bei Konfrontation mit gefürchteten sozialen Situationen), Spezifische Phobie (Panikattacken nur bei Konfrontation mit spezifischer phobischer Situation), Zwangsstörung (Panikattacken nur bei Konfrontation mit Schmutz bei zwanghafter Angst vor Kontamination), Posttraumatische Belastungsstörung (Panikattacken nur als Reaktion auf Reize, die mit einer schweren, belastenden Situation assoziiert sind) oder Störung mit Trennungsangst (Panikattacken als Reaktion auf die Abwesenheit von zu Hause oder engen Angehörigen).

Diagnostische Kriterien für Panikstörung mit Agoraphobie

A. Sowohl die Kriterien 1. als auch 2. müssen erfüllt sein:
   1. wiederkehrende unerwartete Panikattacken
   2. auf mindestens eine der Attacken folgte mindestens ein Monat mit mindestens einem der nachfolgend genannten Symptome:
      a. anhaltende Besorgnis über das Auftreten weiterer Panikattacken
      b. Sorgen über die Bedeutung der Attacke oder ihre Konsequenzen (z. B. die Kontrolle zu verlieren, einen Herzinfarkt zu erleiden, verrückt zu werden)
      c. deutliche Verhaltensänderung infolge der Attacken

B. Es liegt eine Agoraphobie vor.

C. Die Panikattacken gehen nicht auf die direkte körperliche Wirkung einer Substanz (z. B. Droge, Medikament) oder eines medizinischen Krankheitsfaktors (z. B. Hyperthyreose) zurück.

D. Die Panikattacken werden nicht durch eine andere psychische Störung besser erklärt, wie z. B. Soziale Phobie (Panikattacken nur bei Konfrontation mit gefürchteten sozialen Situationen), Spezifische Phobie (Panikattacken nur bei Konfrontation mit spezifischer phobischer Situation), Zwangsstörung (Panikattacken nur bei Konfrontation mit Schmutz bei zwanghafter Angst vor Kontamination), Posttraumatische Belastungsstörung (Panikattacken nur als Reaktion auf Reize, die mit einer schweren, belastenden Situation assoziiert sind) oder Störung mit Trennungsangst (Panikattacken als Reaktion auf die Abwesenheit von zu Hause oder von engen Angehörigen).

Bei einer Agoraphobie werden öffentliche Plätze, Menschenmengen, Kaufhäuser etc. vermieden oder es wird vermieden, Bus oder Bahn zu fahren oder alleine zu verreisen.

ICD-10 und DSM-IV unterscheiden sich bei der Diagnose von Agoraphobie dahingehend, dass das DSM-IV ein stärkeres Gewicht auf Panikanfälle beim Auftreten einer Agoraphobie legt. Das Auftreten einer Agoraphobie ohne das gleichzeitige Auftreten einer Panikstörung oder einer Panikattacke ist sehr selten. Zumindest in der Vorgeschichte gab es in der Regel Panikattacken.

Diagnosekriterien von Agoraphobie nach ICD-10

Agoraphobie (F40.0)

Symptomatik: Hauptmerkmal ist die Angst, sich an Orten / in Situationen zu befinden, von denen aus ein Rückzug an einen „sicheren Ort" schwierig oder peinlich ist. Die Angst kann sich darauf beziehen, die Wohnung zu verlassen, Geschäfte zu betreten, sich in Menschenmengen oder auf öffentliche Plätze zu begeben, alleine zu reisen bzw. sich aus einer Situation nicht sofort an einen „sicheren" Platz zurückziehen zu können. Die Angst kann sich bis zur Panik steigern und wird von vegetativen Symptomen (Tachykardie, Thoraxschmerzen, Schweißausbrüchen, Tremor, Atembeschwerden, Beklemmungsgefühl, Übelkeit oder Erbrechen) begleitet. Auch wenn der Schweregrad der Angst und das Ausmaß des Vermeidungsverhaltens variieren, ist diese Phobie besonders einschränkend.

Diagnostische Kriterien (ICD-10):
Die Angst muss in mindestens zwei der folgenden umschriebenen Situationen auftreten: In Menschenmengen, auf öffentlichen Plätzen, bei Reisen mit weiter Entfernung von zu Hause oder bei Reisen alleine.

F40.00 Agoraphobie ohne Panikstörung
F40.01 Agoraphobie mit Panikstörung

Diagnosekriterien von Agoraphobie nach DSM-IV

Diagnostische Kriterien für Agoraphobie

Beachte: Agoraphobie ist keine codierbare Störung. Codiert wird die spezifische Störung, bei der Agoraphobie auftritt, z. B. 300.21 (F40.01) „Panikstörung mit Agoraphobie" oder 300.22 (F40.00) „Agoraphobie ohne Panikstörung" in der Vorgeschichte.

A. Angst, an Orten zu sein, von denen eine Flucht schwierig (oder peinlich) sein könnte oder wo im Falle einer unerwarteten oder durch die Situation begünstigten Panikattacke oder panikartiger Symptome Hilfe nicht erreichbar sein könnte. Agoraphobische Ängste beziehen sich typischerweise auf charakteristische Muster von Situationen, z. B. alleine außer Haus zu sein, in einer Menschenmenge zu sein, in einer Schlange zu stehen, auf einer Brücke zu sein, Reisen im Bus, Zug oder Auto.

Beachte: Alternativ müssen die Diagnosen Spezifische Phobie, wenn das Vermeidungsverhalten nur auf eine oder wenige spezifische Situationen begrenzt ist, oder Soziale Phobie, wenn die Vermeidung auf soziale Situationen beschränkt ist, in Betracht gezogen werden.

B. Die Situationen werden vermieden (z. B. das Reisen wird eingeschränkt) oder sie werden nur mit deutlichem Unbehagen oder mit Angst vor dem Auftreten einer Panikattacke oder panikähnlicher Symptome durchgestanden bzw. können nur in Begleitung aufgesucht werden.

Diagnosekriterien von Agoraphobie nach DSM-IV

C. Die Angst oder das phobische Vermeidungsverhalten werden nicht durch eine andere psychische Störung besser erklärt, wie Soziale Phobie (z. B. die Vermeidung ist aus Angst vor Peinlichkeiten auf soziale Situationen beschränkt), Spezifische Phobie (z. B. die Vermeidung ist beschränkt auf einzelne Situationen, wie z. B. Fahrstuhl), Zwangsstörung (z. B. die Vermeidung von Schmutz aus zwanghafter Angst von Kontamination), Posttraumatische Belastungsstörung (z. B. Vermeidung von Reizen, die mit einer schweren belastenden Situation assoziiert sind) oder Störung mit Trennungsangst (z. B. es wird vermieden, das Zuhause oder die Angehörigen zu verlassen).

3. Psychotherapie bei stationär unfallchirurgisch behandelten Unfallverletzten

Dieses Behandlungsmanual ist explizit auch für die frühzeitige therapeutische Intervention bei nach einem Unfall psychisch auffälligen, stationär unfallchirurgisch behandlungsbedürftigen Patienten gedacht. Sowohl der stationäre Aufenthalt als auch der Verletzungsgrad des Patienten und sich daraus ergebende medizinische Behandlungen geben hier die Rahmenbedingungen für die Therapie vor.

Durch die Art der Verletzung und die Verletzungsschwere wird das therapeutische Vorgehen auf Station limitiert: Der Patient ist aufgrund von Verletzungen (Schmerzen, starke Bewegungseinschränkung), noch nicht lange zurückliegende Operationen und / oder durch Medikamenteneinnahme (starke Sedierung, Übelkeit) unter Umständen in seiner Aufnahmefähigkeit eingeschränkt.

Aufgrund der Schwere der Verletzungen einiger Patienten und aufgrund des stationären Aufenthalts sowie auch der Art des Unfalls, den die Patienten erlitten haben, ergeben sich aus den vorangegangenen Erfahrungen aus früheren Studien des IFOM zur Frühintervention bestimmte Themenbausteine (Schuld am Unfall, Erleben von Hilflosigkeit, Kontrollverlust, wiederholte Operationen, fragliche Heilungschancen, bleibende Behinderung etc.), die explizit Eingang in dieses Manual gefunden haben und für wichtig gehalten werden.

Die Tatsache, dass die Patienten zu Beginn der Therapie teilweise bettlägerig sind, verbietet die Durchführung von bestimmten Behandlungselementen, zumindest zu Beginn der Therapie. Deshalb wird in diesem Manual unterschieden nach Behandlungselementen, die stationär, und Behandlungselementen, die ambulant zum Einsatz kommen können. So macht das stationäre Setting bestimmte therapeutische Vorgehensweisen unmöglich (eine Exposition in vivo z. B.). Stark konfrontierende Verfahren (beispielsweise Exposition in sensu mit dem Unfallhergang) sollten, da sie die Patientin stark belasten, zumindest zu Beginn ebenfalls vermieden werden.

Wichtiger Hinweis

Bei Verletzten, **insbesondere bei Schwerverletzten** muss gerade am Anfang auf der Station extreme Rücksicht auf die gesundheitliche Situation genommen werden. Die therapeutischen Kontakte müssen u.U. zeitlich kurz sein; eine ausgedehnte Anamnese wie im ambulanten Setting ist zu Beginn in der Regel nicht angezeigt, sondern erfolgt, wenn nötig, zu einem späteren Zeitpunkt. Am Anfang, kurz nach Einweisung auf Station, erfolgt die Therapie eng angelehnt an die auftretenden Probleme im Krankenhaus.

Achtung: Manche Patienten äußern am Anfang keine oder kaum psychische Symptome, sondern reagieren zeitverzögert. Direkt nach dem Unfall werden Kräfte oft zunächst für die körperliche Heilung gebündelt, die psychische Verarbeitung des Geschehenen erfolgt später. Bei solchen Patienten sollte die psychische Auseinandersetzung mit der Situation nicht forciert werden. Z. T. sind auftretende Symptome Reaktionen auf gesundheitliche Rückschläge, Komplikationen etc.

Bei der Behandlung spezieller Störungsbilder erschwert das stationäre Setting eine übliche Vorgehensweise (z. B. hinsichtlich Aktivitätenaufbau bei Depressiven) bzw. erfordert speziell auf die Situation zugeschnittene Varianten. Weiterhin muss davon ausgegangen werden, dass die Patienten oft nicht alleine mit dem Therapeuten im Zimmer sind, sondern Besuch oder Zimmernachbarn haben werden. Dies erschwert ein offenes Gespräch. Es ist nicht immer möglich, Zimmernachbarn oder Angehörige für die Zeit der Therapie aus dem Zimmer zu schicken oder mit dem Patienten einen anderen Raum aufzusuchen.

Der Klinikaufenthalt selbst bringt Situationen mit sich, die ihrerseits symptomverstärkend oder, vor allem bei Schwerverletzten, selbst traumatisierend sein können (wiederholte Operationen, Amputation von Gliedmaßen, Rückschläge im Heilungsverlauf, zerschlagene Hoffnungen, was Heilungsaussichten angeht; anhaltende Schmerzen etc.). Dem muss bei einer psychotherapeutischen Intervention Rechnung getragen werden.

Dieses Therapiemanual ist deshalb wie folgt gegliedert: Es berücksichtigt durch den Klinikalltag entstehende Probleme (Kontrollverlust, Hilflosigkeit, Angst vor Operationen, Langeweile etc.) und unterscheidet bei einzelnen Störungsbildern zwischen Interventionen, die stationär, und solchen, die ambulant durchgeführt werden können.

Auf eine von der besonderen Situation von Patienten losgelöste, streng manualisierte Reihenfolge in der Behandlung wurde verzichtet, da wir aus den vorangegangenen Studien wissen, dass Patienten oft Themen anschneiden, die eigentlich zu einem späteren Zeitpunkt der Therapie vorgesehen waren. Insofern geben die nachfolgenden Behandlungsvorschläge einen Rahmen vor, innerhalb dessen im Verlauf der Therapie gegebenenfalls zwischen verschiedenen Vorgehensweisen gewechselt werden muss.

Grundsätzlich gilt:

Beim Vorliegen isoliert auftretender Störungsbilder (nur Angst, nur Depression, nur PTSD) wird das jeweilige Störungsbild behandelt unter Berücksichtigung der jeweiligen Situation (stationär-ambulant). Bei stationärem Aufenthalt werden bei der Behandlung die sich durch die Situation ergebenden Probleme aufgegriffen, sofern sie den Patienten sehr belasten und vom ihm selbst angesprochen werden bzw. wenn es auffällt, dass ihn die Kliniksituation belastet.

Beim Vorliegen komorbider Störungen gilt: Wenn PTSD-Symptome vorliegen, werden diese vorrangig behandelt, da man aus Untersuchungen weiß, dass bei einer Besserung der PTSD-Symptomatik in aller Regel auch eine Besserung der depressiven Symptomatik auftritt. Diese Regel wird durchbrochen, wenn die depressive oder auch die Angstsymptomatik gravierend ist und vom Patienten als ausgesprochen quälend erlebt wird bzw. wenn aufgrund der aktuellen Situation der Behandlung einer PTSD Grenzen gesetzt sind. Eine PTSD- und eine Depressionsbehandlung überschneiden sich insofern, als dass in beiden Ansätzen dysfunktionale Kognitionen bearbeitet werden. Wenn keine PTSD-Symptomatik vorliegt, aber gleichzeitig Symptome von Angst und Depression vorhanden sind, werden die Symptome in der Reihenfolge des Schweregrades behandelt unter Berücksichtigung aktueller Probleme des Patienten auf Station.

3.1 Einstieg in die Therapie: Inhalte für die ersten zwei bis drei Stunden

Die ersten zwei bis drei Therapiestunden dienen dazu, die Patientin kennenzulernen und sich einen Überblick über die vorliegende Symptomatik zu verschaffen. Sie dienen dem Beziehungsaufbau sowie dazu, der Patientin erste Informationen zu den vorliegenden Symptomen zu geben.

Allgemeine Einführung:

Mit dem Patienten klären: Warum sprechen wir ihn an?

Falls in der Unfallklinik standardmäßig ein Screening auf psychische Auffälligkeiten nach einem Unfall durchgeführt wird und der Patient auffällig war: Mitteilung der Ergebnisse des Screeners. Erwähnen, dass ein oder mehrere Ergebnisse der vorgelegten Diagnostik-Fragebögen auffällig waren. Gegebenenfalls Durchführung eines diagnostischen Interviews.

Wenn man als Therapeut konsiliarisch hinzugezogen wurde: Durchführung einer Diagnostik.

Allgemeine Psychoedukation:

Typische Symptome nach Trauma, Häufigkeit solcher Symptome nach Unfall erklären. Über Entstehungsbedingungen aufklären.

Wichtig: Der Patientin vermitteln, dass sie nicht „verrückt" ist!

Therapierahmenbedingungen klären: Häufigkeit der Therapiesitzungen, Frequenz (stationär, ambulant).

Allgemeiner Beziehungsaufbau:

Klären der allgemeinen Befindlichkeit: Stimmungslage, Schmerzen, Schlafstörungen, Exploration von Sorgen, Interpretation der Situation durch den Patienten.

Klären der allgemeinen Situation des Patienten: Familiensituation, Häufigkeit von Besuch, Vorliegen von Gedächtnisverlust, Kontrollverlust, Hilflosigkeit, Grübeln, nicht ausreichende Informationen durch den Arzt etc.

3.2 Symptomübergreifende Themen und ihre Behandlung

Unabhängig von der Diagnose beschäftigen sich Patienten sowohl auf Station als auch nach der Entlassung häufig mit verschiedenen Themen, die sie teilweise als sehr belastend empfinden und die das Auftreten oder die Aufrechterhaltung von depressiven Symptomen und Ängsten begünstigen können. Diese Themen lassen sich in verschiedene Blöcke zusammenfassen:

3.2.1 Beschäftigung mit Symptomen direkt nach dem Unfall

1. Vorliegen von Gedächtnisverlust:

Auch wenn keine Kopfverletzung vorliegt, leiden viele Unfallpatienten unter Gedächtnisverlust zum Unfallhergang. Ein Teil der Patienten findet es erleichternd, keine Erinnerungen zu haben. („Das ist so schlimm, das möchte ich gar nicht wissen".) Andere Patienten reagieren genau umgekehrt. Es quält sie, nicht zu wissen, was vorgefallen ist.

Herangehensweise: Wie empfindet die Patientin den Gedächtnisverlust: quälend oder als Erleichterung? Wenn der Gedächtnisverlust als Erleichterung empfunden wird, ist keine weitere Intervention nötig.

Intervention bei Leiden unter Gedächtnisverlust
a) *Patientenaufklärung:*
   Gedächtnisverlust nach einem Unfall tritt häufig auf und hat, sofern die Amnesie nicht auf eine Kopfverletzung zurückzuführen ist, eine Schutzfunktion. Bei manchen Patienten kommt die Erinnerung an den Unfall vollständig wieder, bei manchen teilweise, bei manchen überhaupt nicht.
b) *Mit dem Patienten klären: „Was am Gedächtnisverlust ist quälend?"*
   Ein Teil der Patienten hat die Überzeugung, einen zukünftigen Unfall verhindern zu können, wenn man nur weiß, was die Ursache des jetzigen Unfalls gewesen ist, und sich an die eigenen Reaktionen erinnern kann: „Wenn ich weiß, was ich falsch gemacht habe, wird mir ein solcher Unfall nicht mehr passieren."

Mögliche Intervention: Sokratische Gesprächsführung
Z. B.: Wie wahrscheinlich ist es, dass ein solcher Unfall noch einmal genau so auftreten wird? Wie hoch ist der eigene Anteil am Unfall? – Hätte die Patientin wirklich alle Reaktionen des Unfallgegners berücksichtigen können? Hätte sie selber so schnell alles überblicken und anders reagieren können? Wäre sie wirklich in der Lage, in einer solchen Situation anders zu reagieren? Woher weiß die Patientin das? Was macht sie da so sicher? Etc.

2. Gereiztheit/Aggressivität

Besonders unmittelbar nach einem Unfall reagieren manche Patienten (in den ersten Tagen) mit Gereiztheit und Aggressivität.

Intervention bei Auftreten der Symptome innerhalb der ersten Tage nach einem Unfall:
Psychoedukation: Gereiztheit und Aggressivität nach einem Unfall können besonders in den ersten Tagen nach einem Unfall im Zusammenhang mit einer akuten Belastungsreaktion auftreten. Diese Symptome vergehen in der Regel nach einigen Tagen von selbst.

Bei Überdauern der Symptomatik > 3 Tage nach dem Unfall bzw. über Wochen und Monate hinaus:
Abklärung:
a) Liegen bei einer Patientin Symptome einer PTSD vor?
    Wenn ja   → Einleitung einer PTSD-Behandlung (siehe Abschnitt 4.1 ff.).
    Wenn nein → Aufgrund welcher Faktoren ist die Patientin gereizt oder aggressiv (z. B. schlechtes Essen, Behandlung durch das Personal etc.)?

b) Sind ihre Beschwerden gerechtfertigt? Kann sie etwas ändern, z. B. sich beschweren?
    Wenn ja   → Wie kann sie vorgehen? Was muss sie beachten?
                         Patienten in ihrer Handlungskompetenz/Selbstwirksamkeit unterstützen!
    Wenn nein → Nutzt ihr Ärger etwas, bringt er sie weiter? Frisst der Ärger nur Energie, die sie zurzeit für andere Dinge benötigt? Ist es den Ärger wert? Wie würde die Patientin in zehn Jahren darüber denken? Wird die aktuelle Situation zu einem Dauerzustand oder ist sie nur von vorübergehender Dauer, wenn auch ärgerlich? Kann sie irgendwie damit umgehen? (Siehe auch 4.1.3.7 „Umgang mit Ärger".)

3. Schlafstörungen/Schmerzen

Gerade in der ersten Zeit nach einem Unfall leiden die Patienten oft unter Schlafstörungen, häufig bedingt durch Schmerzen.

Intervention: In erster Linie an Ärzte und Pflegepersonal verweisen (Schmerzmedikamente, Schlaftabletten). Wenn Medikamente nur wenig Linderung bringen:
···❯ Entspannungsübungen (in Abhängigkeit vom Verletzungszustand des Patienten; Progressive Muskelrelaxation nach Jacobsen (PMR) ist bei Patienten mit großen Fleischwunden in den Extremitäten oder bei Frakturen nicht angezeigt);

⋯⟩ Übung: Schmerzwaage (s. Abschnitt 5.3);
⋯⟩ Einsatz kognitiver Strategien: Die Situation ist kein Dauerzustand. Sie hat einen Anfang und wird ein Ende haben (siehe auch unter 4.2 zum Umgang mit Grübeln).

4. Thema: Seltsame Erinnerungen / Träume während Bewusstlosigkeit oder Koma

Auch während Bewusstlosigkeit oder Koma fällt bei manchen Patienten das Gehör nicht vollständig aus. Die Patienten nehmen Dinge aus der Umgebung war, die sie in ihrem Zustand nicht einordnen können und in Träume oder halluzinationsähnliche Zustände eingebaut werden. Solche Phänomene werden teilweise als sehr real und als quälend / belastend wahrgenommen.

Intervention: Psychoedukation – Wirkung und Wechselwirkung von Medikamenten während der Narkose, starke Schmerzmittel, sonstige Mittel. Vermischung von Wahrnehmungen mit Träumen und medikamentenbedingten Wirkungen.

3.2.2 Beschäftigung mit dem Unfall selbst

1. Thema Unfallursache (siehe auch 3.2.1, Umgang mit Gedächtnisverlust): „Was ist passiert? Ich möchte das unbedingt wissen."

Intervention:
Den Patienten ermutigen, Informationen über Angehörige, die Polizei etc. einzuholen.
Zu berücksichtigen: Wie nimmt der Patient die Informationen auf? Was lösen sie bei ihm aus? Wie kann er damit umgehen? Vorsicht, wenn Dritte bei dem Unfall verstorben sind: Reagiert der Patient mit Schuldgefühlen?

2. Eigene Schuld am Unfall: „Hätte ich was ändern können?"

Wichtiger Hinweis: Für manche Patienten ist die Frage nach eigener Schuld am Unfall von großer Bedeutung. Verursacher des Unfalls zu sein bedeutet für sie eine Form von Sicherheit: „Ich weiß, was ich falsch gemacht habe. Wenn ich es verursacht habe, kann ich auch dafür sorgen, dass so etwas nie wieder passiert." Dieses scheinbare „Die-Dinge-im-Griff-Haben" sorgt für ein Gefühl vermeintlicher Sicherheit beim Patienten. Es muss im Einzelfall abgeklärt werden, wie, wann und unter welchen Bedingungen dies mit dem Patienten diskutiert werden kann. Andere Patienten wiederum können völlig unangemessene Schuldgefühle hinsichtlich des Unfallhergangs entwickeln. Leidet der Patient unter Symptomen einer PTSD, erfolgt die Erörterung dieser Thematik gegebenenfalls im Rahmen der PTSD-Behandlung.

Intervention:

Klärung: Was ist überhaupt passiert? Was war die Unfallursache und inwieweit liegt sie im Verhalten des Patienten zum Unfallzeitpunkt selbst begründet? War er zu schnell, alkoholisiert, übermüdet, einen kurzen Moment unachtsam etc.? Was an seinem Verhalten war (grob) fahrlässig? Wie hoch ist der eigene Anteil an der Schuld am Unfall? Hat auch der Unfallgegner das Seine zum Unfall beigetragen? Wurde nur der Patient selbst geschädigt oder auch andere (Beifahrer im eigenen Auto, der Unfallgegner oder seine Beifahrer)? Sind die Schuldgefühle berechtigt oder irrational? Sind sie angemessen oder übermäßig? Reagiert der Patient abwehrend? („Selber schuld. Was muss der Idiot auch besoffen fahren / beim Fahren telefonieren!")

Bei unangemessenen Schuldgefühlen: Veränderung der Sichtweise im Sokratischen Dialog (siehe Abschnitt 4.1 zur PTSD-Behandlung und 4.1.3.7 „Umgang mit Schuld").

Bei angemessenen Schuldgefühlen: (siehe Abschnitt 4.1 zur PTSD-Behandlung und 4.1.3.7 „Umgang mit Schuld"). Im Einzelfall ist das Thema Wiedergutmachung zu besprechen.

3. Bei Fremdverschulden: Wut auf Unfallverursacher

Manche Patientinnen hadern mit der Tatsache, dass sie bei dem Unfall verletzt wurden, der Unfallverursacher aber unverletzt oder mit leichten Blessuren davonkommt und sich unter Umständen noch nicht einmal meldet oder beim Patienten für den Unfall entschuldigt.

Intervention: Hilft diese Wut weiter oder blockiert sie nur sinnvolle Versuche, sich auf die neue Situation einzustellen?

Worauf bezieht sich die Wut? Unterstellt die Patientin dem Unfallverursacher Vorsatz? Was erwartet die Patientin: Eine Entschuldigung vom Unfallverursacher? Eine Wiedergutmachung? Erkundigungen nach ihrem Befinden? Würde ihr ein solches Verhalten tatsächlich Erleichterung bringen oder sie noch mehr verärgern?

4. Thema: Ärger, dass der Unfall passiert ist

... dass man jetzt in der Klinik liegt.

Intervention: Ärgern nützt nichts, macht alles nur schwerer erträglich. Kognitive Umstrukturierung / Sokratischer Dialog (siehe auch 4.1.3.7 „Umgang mit Ärger").

Ungünstiges therapeutisches Vorgehen zum Unfallhergang:
···⟩ Bewertungen des Unfalls / der Situation des Patienten: „Da haben Sie aber Glück gehabt!", „Das hätte böse enden können."
···⟩ Bereits in den ersten Stunden die Schuldfrage (am Unfall) bearbeiten (Ausnahme: Diese Frage wird vom Patienten selbst angesprochen).

3.2.3 Auseinandersetzung mit den Verletzungen und dem Heilungsverlauf

1. Thema Verletzungen: „ Was habe ich genau?"

Verunsicherungen durch widersprüchliche, unklare bzw. nicht verstandene Informationen durch Ärzte: Nach einen Unfall dauert es mitunter eine Weile, bis der Patient die Möglichkeit hat, ein Gespräch mit dem Stationsarzt zu führen und sich über seine Diagnosen zu informieren. Es kommt auch vor, dass Patienten frühzeitig vom Arzt informiert werden, die Informationen nicht verstehen oder dass verschiedene Ärzte unterschiedliche Auskünfte geben: „Ich habe den Arzt nicht verstanden", „Der Arzt benutzt Fremdwörter", „Der eine erzählt dies der andere das ..."

Intervention: Mit dem Patienten besprechen, wie er sich Informationen beschaffen kann. Er kann um ein Arztgespräch bitten und auf Aufklärung bestehen. Wenn er Fachbegriffe nicht versteht, kann er den Arzt darauf ansprechen. Nicht-Verstehen ist keine Schande! Der Patient ist kein Arzt. Er muss die Fachbegriffe nicht verstehen.

Bei widersprüchlichen Informationen durch verschiedene Ärzte: Den Arzt bzw. die Ärzte darauf ansprechen, dass man widersprüchliche Informationen erhalten hat, und um Aufklärung bitten. Falls der Patient Hemmungen hat, den Arzt anzusprechen (Angst vor dem Arzt als Respektsperson): Übung im Rollenspiel.

2. Angst (vor Operationen, Schmerzen etc.)
Schwerverletzte müssen oft wiederholt operiert werden, was oft starke Ängste auslöst.

Intervention: Wovor genau hat die Patientin Angst? (Angst zu sterben bei der OP? Dass die OP schlecht verlaufen könnte? Angst vor Schmerzen? Etc.) Wie realistisch sind ihre Ängste? Infos über die Risiken einer OP einholen. Wenn ihre Ängste realistisch sind: Was könnte ihr helfen? Ist die Patientin z. B. gläubig? Könnte sie Unterstützung im Gebet oder durch einen Seelsorger finden? Braucht sie die Nähe ihrer Angehörigen?

3. Oberthema: Fragliche Rekonvaleszenzen

Bei Schwerverletzten, aber mitunter auch bei anderen Unfallverletzten können teilweise keine klaren Aussagen über den genauen Heilungsverlauf getroffen werden. Die Patienten leiden unter:

···} *unklaren Heilungsperspektiven:* „Wird das überhaupt noch mal was? Was kommt am Ende dabei heraus?"

···} *langer oder nicht abschätzbarer Heilungsdauer* (ein bis zwei Jahre etc.); aufseiten des Patienten Unzufriedenheit, dass es so lange dauern wird.

···} *dem Gefühl: Es geht nicht voran.* „Die Heilung verläuft langsam. Ich halte das nicht mehr aus"; permanente Schmerzen.

Intervention:

Dem Patienten muss vermittelt werden, dass der jetzige Zustand einen Anfang hatte und ein Ende haben wird, auch wenn dies jetzt nicht ersichtlich ist.

Mithilfe von Flipchart-Papier, das man an die Wand des Krankenzimmers hängt, genau erarbeiten: Wie war es zu Anfang? Was hat sich verändert? Was ist besser geworden? – Auch kleinste Veränderungen notieren; erklären, dass zu Beginn Veränderungen im Heilungsverlauf oft gravierend sind und sehr auffallen, man die darauffolgenden Veränderungen aber kaum wahrnimmt. Die Liste weiter fortführen lassen (ggf. auch durch Ärzte und Pfleger).

Arbeitsblätter: „Grübel-Stopp", „Antisorgenformular" und ggf. „Aufgabenzentriertes Training".

4. Thema Rückfälle

Z. B. Entzündungen im Verletzungsbereich, MRSA-Infektionen[1], langsamerer Heilungsprozess als vom Arzt angekündigt; Enttäuschung darüber, immer noch in der Klinik zu sein.

Intervention: „Komplikationen und Rückschläge kommen vor. Das ist traurig, das ist schade, aber es ist so." – Wie weit werfen die Komplikationen den Patienten zurück? Um ein paar Tage oder um Wochen? Bedeutet dies eine dauerhafte Verschlechterung seiner Situation oder eine vorübergehende Heilungsverzögerung? Macht es Sinn, sich zu ärgern / dauerhaft enttäuscht zu sein? Was kann ihm dabei helfen, die Situation besser auszuhalten? Was braucht der Patient seiner Meinung nach (Lösungsmöglichkeiten, die sich auf die Zeit des Klinikaufenthaltes beziehen!) Siehe auch 4.1.3.7 „Umgang mit Ärger".

---

1   Multiresistent Staphylococcus Aureus; Krankenhauskeim, der Entzündungen verursachen kann.

5. Nicht eingetroffene Prognosen der Ärzte / zerschlagene Hoffnungen

Es bleiben z. B. entgegen der Prognose der Ärzte bleibende Schäden zurück.

Intervention: Was bleibt trotz allem? Welche neuen Möglichkeiten lassen sich erarbeiten (berufliche, aber auch private, z. B. Entdeckung / Entwicklung neuer Hobbys)? Arbeit mit Ressourcen (siehe Abschnitt 5.2), Akzeptanz entwickeln.

3.2.4 Auseinandersetzung mit der Krankenhaussituation selbst

1. Thema: Angewiesen-Sein auf Hilfe durch Schwestern und Pfleger, das Gefühl, anderen zur Last zu fallen, Scham

Betrifft vor allem schwerer Verletzte, die Hilfe benötigen beim Toilettengang, beim Essen, bei der Körperhygiene.

Intervention: Mit der Patientin besprechen, dass solche Hilfestellungen für Pfleger und Schwestern alltägliche Arbeit sind; sie werden dafür bezahlt. Darauf hinweisen, dass eine Notwendigkeit besteht, sich helfen zu lassen. Der Versuch, früh alles alleine regeln zu können, schadet unter Umständen (Gefahr, sich zu überfordern, eventuell Verletzungsgefahr durch Sturz etc.) und führt vielleicht zu Rückschlägen.

2. Thema: Erlebte Hilflosigkeit und Kontrollverlust

Manche Patienten, vor allem auch Schwerverletzte, haben zeitweise auf Station das Gefühl, der Situation hilflos ausgeliefert zu sein und keinerlei Kontrolle mehr zu besitzen. Manche Patienten können das Gefühl des zeitweiligen Kontrollverlustes kaum ertragen.

Achtung bei großen Problemen im Umgang mit Kontrollverlust:
Diese liegen meist in der Vorgeschichte des Patienten begründet („Ich musste früh selbstständig werden", „Ich musste als Kind zu Hause schon sehr früh das Chaos managen [weil die Eltern Alkoholiker / psychisch krank waren o. Ä.]" „Wenn ich mich auf andere verlassen muss, geht es mir schlecht" etc.). Solche Patienten haben früh lernen müssen, für sich selbst zu sorgen. Sicherheit bedeutet für sie, immer alles unter Kontrolle zu haben. Entsprechend destabilisierend wirkt auf sie die Krankenhaussituation und das Angewiesen-Sein auf andere.

Intervention: Zusammenhänge mit der Lebensgeschichte des Patienten erarbeiten. „Woher kennen Sie solche Situationen? Wo haben Sie solche Gefühle schon einmal erlebt? Welche Situation lag damals vor?" – Abgrenzung zur Situation heute: „Was ist heute anders?" Hilft dem Patienten sein Verhalten in der jetzigen Situation oder behindert es ihn oder schadet ihm sogar? Was könnte stattdessen weiterhelfen?

Wenn der Patient solche Gefühle von früher kennt: Hat er die Situation damals bewältigen können? Wenn ja: Wie hat er es gemacht?

3. Thema: Langeweile / Reizdeprivation

Besonders bei Schwerverletzten, die lange liegen und das Bett nicht verlassen können: „Kann kein Buch, keine Fernsehsendung mehr sehen, keine Musik mehr hören; starre nur gegen die Wand. Ich habe das Zeitgefühl verloren, will mal nach draußen, nach Hause, etwas anderes essen" etc.

Welche Interessen hat die Patientin, die auch am Krankenbett umsetzbar sind? Z. B. Kreuzworträtseln, Zeichnen, Stricken, Sticken, Gedankenrätsel, (Tagebuch) schreiben etc. Absprechen von Besuchszeiten, sodass die Besucher nicht alle zur gleichen Zeit kommen und die Patientin über den Tag verteilt Gesellschaft hat (falls gewünscht und möglich).

3.2.5 Externe Faktoren

1. Sorge um ebenfalls verletzte Angehörige

Nicht alle Patienten verunglücken alleine, sondern hatten z. B. Beifahrer (Bekannte, Angehörige, Kinder), die ebenfalls beim Unfall verletzt wurden und über deren Verbleib zunächst nichts bekannt ist und die unter Umständen sogar in einer anderen Klinik liegen.

Intervention: Den Patienten dabei unterstützen, Informationen einzuholen mithilfe von Ärzten und Sozialarbeitern der Klinik, über Freunde oder Angehörige. Liegen die ebenfalls verletzten Angehörigen in einer anderen Klinik? Sind sie wieder zu Hause? Wie schwer verletzt sind sie? – Unterbindung von Grübeleien oder dysfunktionalen Fantasien, z. B. durch „Grübel-Stopp" (4.2.2.3).

2. Trauer um Tod von Angehörigen, die beim Unfall mit beteiligt waren

Intervention: Raum zur Trauer geben, zuhören, weinen lassen. Nicht erwarten, dass die Patientin sich zusammenreißt. Wenn möglich, verhindern, dass sie unnötig ruhig gestellt wird durch Beruhigungstabletten (kann im Einzelfall nötig sein, behindert aber u.U. den Trauerprozess). Wenn dies der körperliche Zustand der Patientin zulässt: Besteht die Möglichkeit, sich vom Verstorbenen zu verabschieden (z. B.in der Leichenhalle)? Dies ist besonders wichtig, wenn der Ehepartner bzw. ein Kind beim Unfall ums Leben gekommen ist. Kann die Patientin die Klinik vorübergehend verlassen, um an der Beerdigung teilzunehmen?

3. Verarbeitung des Todes des Unfallgegners

Hier ist zunächst zu klären, ob der Patient sich am Tod des Unfallgegners schuldig fühlt oder nicht. Falls ja:

Intervention: Klärung, ob die Schuldgefühle angemessen sind (zum Umgang mit Schuldgefühlen siehe auch 4.1.3.7).

4. Belastungen durch Leidensgeschichten anderer

Patienten fühlen sich mitunter durch die Leidensgeschichten der anderen belastet, trauen sich aber nicht, sich abzugrenzen oder das Gesprächsthema zu wechseln.

Intervention: Mit dem Patienten besprechen, dass er sich abgrenzen darf. Er ist weder Therapeut noch Arzt noch Pfleger. Der andere hat, wenn nötig, Ansprechpartner im Klinikpersonal. Gegebenenfalls: Rollenspielübung.

3.2.6 Langfristige Folgen des Unfalls

1. Thema Grübeln

Grübeleien der Patienten haben oft Folgendes zum Thema: „Wie geht das weiter, kann ich mein Bein / meinen Arm wieder bewegen?" Negative Zukunftsprojektionen, Zukunftsängste (Angst um den Job, Angst vor Verlust des Partners).

Intervention: „Grübel-Stopp" (4.2.2.3), aufgabenzentriertes Training (4.2.2.4).

2. Nach Entlassung (bei langen Heilungsverläufen) Einsamkeit oder Langeweile

Bei manchen Patienten ist aufgrund bleibender Verletzungsfolgen keine selbstständige Teilnahme am sozialen Leben mehr möglich, mit entsprechenden Folgen für das Leben der Betroffenen (nicht alleine das Haus verlassen können, Wegfall von Freunden).

Intervention: Patienten darin unterstützen, geeignete Hilfsmittel zu finden, z. B. ein Elektromobil. Langfristig muss geklärt werden: Müssen Veränderungen im Lebensumfeld vorgenommen werden (behindertengerechte Wohnung, Umzug von einer einsamen Wohngegend z. B. in die Stadt, speziell umgebauter Pkw)? Welche finanziellen Mittel werden benötigt? Welche Hilfestellungen gibt es vom Arbeitsamt (Integrationsfachdienst, Versicherungen, Bundesverband der Körper- und Mehrfachbehinderten ↗ www.bvkm.de). Wie kann der Patient diese Mittel beantragen? Was kann ihm helfen, am sozialen Leben wieder teilzunehmen? Kann er jemanden bitten, ihn zu Kursen etc. zu fahren? Welche Freundschaften sind geblieben? Wer kommt noch zu Besuch? Aufrechterhaltung von Kontakten durch Telefon oder Internet.

Achtung: Bei manchen Patienten kommt irgendwann der Punkt, an dem sie das Gefühl haben, um alles und jedes kämpfen zu müssen. Solche Patienten fühlen sich teilweise sehr frustriert („Ich kann nicht mehr", „Ich habe keine Lust mehr", „Was für eine Ungerechtigkeit: Der Unfallverursacher läuft herum, kann sein Leben wie bisher leben; ich muss mich hier abrackern, um zu meinem Recht zu kommen.").

Intervention: Den Patienten stützen, Verständnis zeigen. Aber: Die Patienten kämpfen für sich selbst, damit sich die Situation verbessert. Hier aufzugeben bedeutet, sich in der Situation, wie sie ist, einzurichten. Es ist verständlich, dass sie hadern. Aber: Hadern ist eine andere Art von Gedankenkreisen, frisst Energie und führt nirgendwohin.

3. Belastungen durch Entstellung, dauerhafte Behinderungen oder ein verändertes Körperbild

Manche Patienten haben nach dem Unfall große Narben oder bleiben in irgendeiner Weise behindert (steifes Bein, steifer Arm; können sich nur langsam oder nur mit Hilfsmitteln wie einem Rollator bewegen). Manche trauen sich nicht mehr ins Schwimmbad wegen ihrer Narben oder scheuen sich, kurzärmelige Blusen und T-Shirts oder kurze Hosen und Röcke zu tragen. Sie fürchten sich vor den Blicken und vor möglichen Kommentaren der anderen. Manche leiden im Anschluss unter Selbstwertproblemen und / oder dem Gefühl, als (Sexual-)Partner nicht mehr begehrenswert für den anderen oder gar eine Zumutung zu sein.

Intervention:
Klärung / Disputation: Was macht einen Menschen wertvoll, was macht den Patienten / die Patientin als Mann / Frau wertvoll? Sind sie nur liebenswert mit einem perfekten Körper? Haben nur schöne, schlanke Menschen einen Partner oder auch dicke, hässliche? Wie sind die tatsächlichen Reaktionen des Partners / der Partnerin, anderer Angehöriger oder Freunde? Was ist Fakt, was bloße Vermutung? Was wurde tatsächlich von anderen geäußert?

Falls es abfällige, abwertende Bemerkungen gibt: Von wem wurden sie geäußert. Was sind das für Personen (dumm, intelligent, unbedacht, gedankenlos, hämisch oder prinzipiell wohlwollend etc.)? Welchen Stellenwert haben diese Personen im Leben der Patienten? Sind sie es wert, ihnen eine solche Bedeutung zukommen zu lassen, dass sie die eigenen Handlungsweisen dermaßen beeinflussen können? Wie würden diese Leute wohl denken, wenn sie in der Situation des Patienten / der Patientin wären?

Achtung: Bei manchen Patienten reagieren Angehörige oder Freunde tatsächlich abwertend oder ziehen sich zurück, weil sie sich nicht mit Krankheit oder Behinderung auseinandersetzen wollen oder können, weil sie mit den Patienten nicht mehr das unternehmen können, was sie gerne möchten (tanzen gehen etc.) oder weil ihnen schlichtweg die Bereitschaft und das Verständnis fehlen, sich mit der Situation auseinanderzusetzen. Hier kann man z.T. nur stützen und ermutigen, neue Leute zu suchen, die weniger oberflächlich sind. Grundsätzlich muss man sich als Therapeut darüber im Klaren sein, dass man als Unverletzter selber solchen Äußerungen nicht ausgesetzt ist und dem Patienten nur bedingt folgen kann. Äußerungen wie: „Das sollte man nicht so ernst nehmen, was die da reden" sind kontraproduktiv.

4. Veränderung von Lebensplänen

Z. B. keine Kinder mehr bekommen können aufgrund innerer Verletzungen).

Intervention: Trauerarbeit, Erarbeitung neuer Ziele bzw. Sinn gebender Möglichkeiten.

5. Der Beruf kann nicht mehr ausgeübt werden / (dauerhafter) Wegfall von Hobbys, Aktivitäten, die viel Freude gemacht haben

Dazu können gehören: Malen, feinmotorische Tätigkeiten wie Basteln etc. aufgrund verletzter oder behinderter Hände oder Arme; Wegfall von Sportarten, Freizeitmöglichkeiten wie Wandern etc.

Intervention: Was bleibt trotz allem? Welche neuen Möglichkeiten lassen sich erarbeiten (beruflich z. B. durch Umschulung in einen anderen Beruf; privat durch Entdeckung oder Entwicklung neuer Hobbys.) Welche Fähigkeiten können ausgebaut werden? Arbeit mit Ressourcen (siehe 5.2), Akzeptanz entwickeln.

6. Eine Veränderung der Wohnsituation ist nötig

Die Patientin kann nicht mehr in ihrem Haus (oder auch in ihrer Wohnung) bleiben, weil dieses nicht behindertengerecht ist oder weil sie die finanziellen Mittel nicht mehr aufbringen kann (aufgrund von Arbeitsplatzverlust etc.) bzw. die Wohnung / das Haus muss umgebaut werden. Neben dem eigentlichen Verlust der Wohnung kann es auch zum Verlust des sozialen Umfeldes kommen.

Intervention: Unterstützung der Patientin beim Einholen von Informationen: Welche Institutionen können sie finanziell oder auf andere Weise unterstützen bei der Suche einer neuen Wohnung oder beim Umbau ihrer bisherigen Wohnung? Welche Vorteile bringt ein Wohnungswechsel mit sich? Wie kann die Patientin sich in einem neuen Wohnumfeld sozial integrieren? Wie können wichtige soziale Kontakte aus dem alten Wohnumfeld trotz Umzug aufrechterhalten werden?

7. Forderungen der Umwelt

Manche Patienten berichten von verständnislosen Reaktionen der Umwelt, wenn nach einer gewissen Zeit noch keine deutliche Besserung im Heilungsverlauf eingetreten ist („Die Tante von xy hat auch ein künstliches Kniegelenk erhalten. Die läuft schon längst wieder und du sitzt immer noch im Rollstuhl.") Derartige Äußerungen lösen bei manchen Patienten das Gefühl aus, dass man ihnen nicht glaubt oder sie für einen Simulanten hält und dass sie sich rechtfertigen müssen.

Intervention: Mit dem Patienten besprechen, von wem diese Äußerungen stammen. Von einem Menschen, der wirklich nachgedacht hat? Welche Bedeutung hat dieser Mensch für den Patienten / die Patientin? Ist er wichtig für ihn / sie? Wer legt fest, in welchem Tempo Heilung zu erfolgen hat? Gibt es dafür objektive Kriterien? Welche? Können andere Menschen Maßstäbe für die eigene Heilung festlegen? Kann man die Situation der oben genannten Tante (als Beispiel) so ohne Weiteres vergleichen mit der Situation des Unfallopfers?

3.3 Das Thema Trauer

Wie die oben aufgelistete Themensammlung zeigt, gehen Unfälle, vor allem Unfälle mit schweren Verletzungen häufig mit Verlusten der unterschiedlichsten Art einher. Solche können sein: Der Verlust körperlicher Unversehrtheit, der Verlust von Gliedmaßen, der Verlust von Arbeitsplätzen und beruflichen Perspektiven, der Verlust von finanziellen Möglichkeiten, der Verlust an Beweglichkeit und von Aktivitäten, die nicht mehr ausgeübt werden können, der Verlust von körperlicher Attraktivität, der Verlust von sozialen Kontakten bis hin zum Verlust von Kindern, Ehepartner, Bekannten, Freunden und Kollegen, die beim Unfall ums Leben gekommen sind.

Solche Verluste lassen sich nicht schönreden, sondern müssen betrauert werden. Dem Patienten sollte daher vermittelt werden, dass

⋯⋗ Trauer akzeptiert und gut und richtig zur Verarbeitung des Verlustes ist;

⋯⋗ zu trauern und zu weinen eine gesunde und adäquate Reaktion zur Verarbeitung von Verlusten ist und nichts, dessen sich ein Patient schämen müsste;

⋯⋗ derartige Gefühle zu ignorieren oder zu verdrängen nicht zur Verarbeitung beiträgt;

⋯⋗ Trauer Zeit und Raum braucht.

3.4 Wiederauftreten alter Lebensthemen

Im Einzelfall können durch die Krankenhaussituation alte Lebensthemen wieder zum Problem werden: Missbrauch, andere traumatische Erlebnisse, unverarbeitete Trennungen etc. Manche Patienten haben einen Teil ihrer Kraft und Ressourcen vor dem Unfall dafür benötigt, diese Themen zur Seite zu schieben und zu ignorieren und trotz allem den Alltag mehr oder weniger gut zu bewältigen.

Durch die Unfallsituation, die Schmerzen der Verletzungen, durch wiederholte Operationen etc. haben die Patienten oft keine Kraftreserven mehr, um zusätzliche Probleme durch z. B. vorangegangene Traumatisierungen zu bewältigen. Die Bearbeitung solcher Themen sprengt teilweise den Rahmen dieses Manuals. Zum Teil können die Methoden zur Behandlung von Angst, PTSD oder Depression verwendet werden, wie sie im Weiteren behandelt werden. Ansonsten sollte auf gängige Behandlungsmethoden der Verhaltenstherapie bzw. auf andere übliche Manuale zurückgegriffen werden.

4. Symptomspezifische Behandlungsmethoden

4.1 PTSD

4.1.1 Allgemeines

Bei der Behandlung der PTSD orientieren wir uns an bereits vorhandenen Programmen sowie an den bereits vorliegenden Forschungsergebnissen bzgl. Frühinterventionen bei PTSD. Insbesondere werden wir hier unterscheiden zwischen Patienten, die stark unter Ängsten leiden und explorieren, inwieweit Fragen von Schuld und Scham eine Rolle spielen (siehe Kapitel 1.1 „Frühintervention bei Posttraumatischer Belastungsstörung"). Des Weiteren wird bei der Behandlung differenziert nach Verfahren für das stationäre und für das ambulante Setting.

Bei *Leichtverletzten* ist davon auszugehen, dass sie nach einigen Tagen die Klinik verlassen werden und schon allein aus diesem Grund keine Möglichkeit besteht, eine Traumakonfrontation in Sensu durchzuführen. In diesem Fall sind eine ausführliche Psychoedukation und Stabilisierung sowie gegebenenfalls eine Weitervermittlung an einen externen Psychotherapeuten Ziel der Behandlung. Sollte ein solcher Patient jedoch länger als nur einige Tage auf Station liegen, kann eine Traumakonfrontation in Sensu in Angriff genommen werden, sofern der Patient ausreichend stabil ist und sein körperlicher Zustand ein solches Vorgehen erlaubt. Die Weiterbehandlung erfolgt ambulant.

Bei *Schwerverletzten* ist zumindest in den ersten Wochen aufgrund der Verletzungsschwere mit ihren Folgen ein solches Vorgehen auszuschließen. Hier wird der Schwerpunkt auf Stabilisierungsverfahren und auf die Bearbeitung dysfunktionaler Kognitionen gelegt.

4.1.2 Übersicht über die Behandlung

Der Kern einer PTSD-Behandlung besteht aus der Stabilisierung des Patienten, der Elaborierung des Trauma-Gedächtnisses und der Identifikation und Disputation von dysfunktionalen Kognitionen, die zur Vermeidung all dessen beitragen, was an das traumatische Ereignis erinnert, und letzten Endes die Elaboration des Trauma-

Gedächtnisses verhindern. Eine Behandlung von PTSD folgt im Wesentlichen folgendem Schema:

1. Psychoedukation: Was ist PTSD?

2. Stabilisierung: Sicherer Ort, Tresorübung, Baumübung, ggf. Entspannungsübungen (Progressive Muskelrelaxation – PMR, Atemtechniken)

3. Klärung: Steht Angst im Vordergrund? Beschäftigt sich der Patient stark mit Gefühlen von Schuld und Scham? Bei Schuld, Scham und Ärger: → Einsatz kognitiver Strategien

4. Diagnostik aufrechterhaltender Verhaltensweisen und dysfunktionaler Kognitionen

5. Rekonstruktion des Unfallgeschehens und -erlebens, z. B. Exposition in sensu, imaginatives Nacherleben, prolonged exposure (siehe Ehlers 1999 und Zöllner et al. 2005)
   Voraussetzung:
   ⋯⟩ Der Patient liegt lange genug auf Station,
   ⋯⟩ ausreichende Stabilisierung,
   ⋯⟩ die Angst vor dem Wiedererleben des Traumas steht im Vordergrund.
   Kontraindikation:
   ⋯⟩ unzureichende Stabilisierung
   ⋯⟩ instabile körperliche Situation
   ⋯⟩ schwere Dissoziationsneigung

6. Bearbeitung von Vermeidungsstrategien (z. B. dysfunktionale Kognitionen, die zur Vermeidung von unfallrelevanten Gedächtnisinhalten beitragen)

7. Exposition in vivo hinsichtlich Vermeidungsverhalten

8. Integration

4.1.3 Behandlung von PTSD: Arbeitsblätter und Techniken

4.1.3.1 Patienteninformation

Was ist eine Posttraumatische Belastungsstörung?

Sehr geehrte Patientin, sehr geehrter Patient,

Sie haben einen Verkehrsunfall erlitten und sind dabei verletzt worden. Seitdem bemerken Sie an sich bestimmte Symptome, die Ihnen vor dem Unfall und den dadurch verursachten Verletzungen fremd waren. Typische Reaktions- und Verhaltensweisen, wie sie nach einem Unfall auftreten können, sind:

- ⋯⊱ Seit dem Unfall kommen immer wieder ungerufene Erinnerungen an den Unfall in Ihnen hoch. Vielleicht sehen Sie ganze Szenen vor Ihrem inneren Auge, vielleicht kommen aber auch nur Erinnerungsfetzen hoch: einzelne kurze Szenen des Unfalls oder der Zeit unmittelbar danach, vielleicht auch nur Geräusche oder die Erinnerung an bestimmte Gerüche, an etwas, was jemand gesagt hat, an Licht oder was auch immer, was mit dem Unfall zusammenhängt. Diese Erinnerungen kommen, ob Sie das wollen oder nicht, und Sie erfahren sie in einer Art und Weise, als würde alles gerade in diesem Augenblick wieder geschehen und nicht, als handele es sich um Erinnerungen an etwas Vergangenes. Vielleicht leiden Sie seitdem auch unter Albträumen, die den Unfall zum Inhalt haben.
- ⋯⊱ Sie fühlen sich nervös, gereizt, gehen schnell „unter die Decke", sind schnell ärgerlich. Vielleicht sind Sie hellhöriger, vorsichtiger und schreckhafter als sonst und leiden vielleicht auch unter Schlafstörungen.
- ⋯⊱ Sie vermeiden seitdem nach Möglichkeit alles, was in irgendeiner Weise in Verbindung mit dem Unfall steht oder Sie daran erinnern könnte. Sie möchten nicht davon erzählen, möchten nicht darauf angesprochen oder in einer sonstigen Art und Weise an den Unfall erinnert werden. Sie möchten weder Zeitungsmeldungen lesen noch im Fernsehen Sendungen sehen, die von Unfällen berichten, weil es starke Angst in Ihnen auslöst. Möglicherweise macht Ihnen allein der Gedanke daran, den Unfallort wiederzusehen oder in ein Auto oder auf ein Motorrad zu steigen, Angst.
- ⋯⊱ Sie fühlen sich vielleicht seit dem Unfall insgesamt leer und abgestumpft, so als könnten Sie nicht mehr fühlen.
- ⋯⊱ Möglicherweise haben Sie seit dem Unfall auch das Gefühl, keine Kontrolle mehr über Ihr Leben und Ihre Gefühle zu haben.

Es kann sein, dass nicht alle hier aufgezählten Symptome bei Ihnen auftreten.

Diese Gruppe von Symptomen: das ungewollte gedankliche Wiedererleben und die ungerufenen Erinnerungen an den Unfall, die Übererregtheit und Gereiztheit, die Vermeidung von allem, was an den Unfall erinnert, und auch das Gefühl der Leere und des Abgestumpft-Seins sind **eine normale Reaktion auf ein unnormales Erlebnis**, wie z. B. den Unfall, den Sie erlebt haben. Sie treten häufig da auf, wo Menschen einer schlimmen und unter Umständen lebensbedrohlichen Situation ausgesetzt waren, also nicht nur nach einem Unfall, sondern auch nach Überfällen, Naturkatastrophen, Vergewaltigungen, sexuellem Missbrauch und anderen schlimmen Erlebnissen.

Das Auftreten dieser Symptome hat folgende Ursache:

Wenn ungerufen Erinnerungen an ein traumatisches Ereignis auftreten, ist dies ein Zeichen dafür, dass in Ihrem Gedächtnis das Erlebte in ungeordneter und unverarbeiteter Form abgespeichert wurde.

Normalerweise speichert unser Gedächtnis Erlebnisse so ab, dass man nicht das Gefühl hat, alles wieder zu erleben, sobald man sich daran erinnert. Die Gefühle, die mit den erinnerten Erlebnissen verbunden sind, werden normalerweise nicht in gleicher Stärke erinnert, wie dies beim realen Erleben in der Vergangenheit der Fall war. Versuchen Sie, sich z. B. an etwas für Sie sehr Schönes zu erinnern, vielleicht an eine Feier oder an Szenen aus einem sehr schönen Urlaub: Sie wissen, dass es sehr schön war, aber Sie sind nicht in der Lage, alles – egal ob Gefühle, die mit dem Ereignis zusammen-hängen, oder Szenen – so zu erinnern, als wären Sie wieder mittendrin.

Bei traumatischen Ereignissen ist dies anders. Das Erlebte ist dann so überwältigend und heftig, dass unser Gedächtnis nicht in der Lage ist, diese Ereignisse geordnet abzuspeichern, sondern es werden quasi Rohdaten abgespeichert.

Wir können unser Gedächtnis mit einem Schrank vergleichen und die abgespeicherten Gedächtnis-inhalte mit Gegenständen oder Kleidungsstücken, die in diesem Schrank abgelegt werden. So wie es in einem Kleiderschrank Fächer für Unterwäsche, T-Shirts, Socken, Pullover etc. gibt, gibt es in unserem Gedächtnis Bereiche für bestimmte Gedächtnisinhalte. Normalerweise werden Erlebnisse geordnet und sortiert in die einzelnen Fächer des Gedächtnis-Schrankes abgelegt. Wenn man Erin-nerungen abrufen will, muss man die Erinnerung wie ein Kleidungsstück aus dem entsprechenden Fach entnehmen.

Traumatische Erlebnisse sind jedoch wie Kleidungsstücke, die ungefaltet und ungeordnet (in Roh-form) ganz schnell in diesen Schrank hineingeworfen werden, sodass die Tür nicht ganz schließen kann. Irgendwann wird die Tür nachgeben und ein Teil, also eine Erinnerung, fällt heraus.

Das Herausfallen dieser Teile kann durch bestimmte Umstände begünstigt werden, so als würde man an einem solchen Schrank rütteln. Das geschieht durch Ereignisse, die Ähnlichkeiten mit dem Ur-sprungsereignis haben. Dies können Kleinigkeiten sein: ein ähnliches Geräusch, ein ähnlicher Geruch wie am Unfallort, Bilder in einer Zeitung, Gespräche über einen Unfall, ähnliche Licht- und Schat-tenverhältnisse wie am Unfallort etc. Oft ist man sich nicht bewusst darüber, was diese plötzlichen Erinnerungen auslöst.

Will man jetzt verhindern, dass immer wieder Kleidungsstücke aus dem Schrank herausfallen, so muss man alles aus diesem Schrank herausnehmen, sortieren, falten und geordnet wieder zurück-legen. Auf traumatische Erinnerungen übertragen bedeutet dies, dass man diese Erinnerungen noch einmal hervorrufen und ordnen muss. Das heißt, es wird in einer geordneten und strukturierten Weise noch einmal über wichtige Aspekte des traumatischen Erlebens geredet. Dieses geordnete, struktu-rierte Reden hilft, die Erinnerungen zu verarbeiten und zu sortieren und sie dann in verarbeiteter Form im Gedächtnis abzulegen, sodass man nicht mehr ungewollt von Erinnerungen überflutet werden kann.

Die meisten Patienten, die unter derartigen ungewollten Erinnerungen (sogenannten Flashbacks bzw. Intrusionen) leiden, haben jedoch große Angst, sich diesen zu stellen. Diese Erinnerungen sind oft verbunden mit Gefühlen der Bedrohung, der Gefahr, vielleicht auch mit dem Gefühl von Hilflosigkeit und Kontrollverlust. Dieses Gefühl von Bedrohung und Gefahr führt zum einen zu einer erhöhten kör-perlichen Erregung und Schreckhaftigkeit. Zum anderen versuchen die betroffenen Personen alles zu vermeiden, was die Erinnerungen hervorrufen könnte, und Gesprächen und Sonstigem, was mit dem Unfall in Verbindung steht, aus dem Weg zu gehen.

Durch den Versuch, sich vor diesen Erinnerungen zu schützen, verhindert man also letzten Endes, dass sie in geordneter Weise abgespeichert werden und nicht mehr ungewollt auftauchen können. Man verhindert eine Besserung der Symptomatik. Es kann im Gegenteil sogar vorkommen, dass Flashbacks umso häufiger auftreten, je stärker man versucht, Erinnerungen an den Unfall zu vermeiden

Ein wichtiges Element der Behandlung einer Posttraumatischen Belastungsstörung ist daher die Konfrontation mit den Erinnerungen an den Unfall. Dies kann auf verschiedene Weise erfolgen, z. B. indem der Therapeut mit Ihnen im geschützten Rahmen eine möglichst genaue Beschreibung des Unfallhergangs mit allem, was Sie erlebt, gedacht, gefühlt und an körperlichen und sonstigen Reaktionen gezeigt haben, erarbeitet. Je detaillierter der Unfall beschrieben wird, umso besser. Sie werden dabei nicht alleine gelassen: Der Therapeut / die Therapeutin wird Ihnen beim Ordnen der Erinnerung helfen. Eine Therapie kann nicht dazu beitragen, die Erinnerungen verschwinden zu lassen. Aber sie kann dazu beitragen, dass diesen Erinnerungen der Charakter des „Als-ob-ich-es-heute-wieder-erleben-Würde" genommen wird und dass sie bei Weitem nicht mehr so schmerzhaft und beängstigend sind wie im Augenblick.

Im Vorfeld wird Ihr Therapeut / Ihre Therapeutin Ihnen jedoch mit verschiedenen Methoden helfen, sich stabiler und sicherer zu fühlen, um sich diesen Erinnerungen stellen zu können.

4.1.3.2 Stabilisierung

Jede PTSD-Behandlung beginnt mit einer Stabilisierungsphase, die – je nach Belastung und Verfassung des Patienten – unterschiedlich lange dauern kann. Eine Behandlung des Traumas sollte erst nach einer ausreichenden Stabilisierung des Patienten stattfinden.

Zur Stabilisierung haben sich besonders einige Imaginationsübungen als sinnvoll und wirksam erwiesen. In der Regel reicht es, mit dem Patienten „Der sichere Ort" und / oder die „Tresorübung" durchzuführen. Die anderen hier aufgezeigten Übungen werden aber oft als hilfreich, schön, wohltuend und entspannend wahrgenommen.

Die ausgewählten Übungen werden zunächst mit der Patientin zusammen durchgeführt, wenn nötig auch mehrfach in aufeinanderfolgenden Sitzungen. Anschließend soll die Patientin die Übungen täglich zu Hause alleine durchführen. Zu Beginn haben Patienten oft Schwierigkeiten: „Ich kann mich nicht konzentrieren, drifte weg, sehe nichts ..." Etc. Es gilt: Schwierigkeiten am Anfang sind normal und Übung macht den Meister.

Die Imaginationen „Der sichere Ort", „Gepäck abladen" und die „Baumübung" wurden dem Buch „Imagination als heilsame Kraft" von Luise Reddemann (2001) entnommen. Die „Tresorübung" stammt aus „Wege der Traumabehandlung" von Michaela Huber (2003).

Einleitung der Imagination / Entspannungsinduktion

Diese Übung dient als Einleitung für die dann folgenden Imaginationsübungen:

„Ich bitte Sie jetzt, eine für Sie angenehme Körperhaltung zu finden – liegen oder sitzen ... Spüren Sie erst einmal, dass Ihr Körper Kontakt mit dem Boden hat. Es geht nur darum wahrzunehmen, dass Ihr Körper Kontakt hat und wo er Kontakt hat. Dabei geht es nicht um Richtig oder Falsch, sondern darum, bewusst zu registrieren ..." (Reddemann 2001, S. 35).

Schließen Sie Ihre Augen. Sie können die Augen auch geöffnet lassen; dann ist es gut, auf eine Stelle zu schauen und diese zu fixieren ...

„Und als Nächstes bitte ich Sie wahrzunehmen, dass Ihr Körper atmet und dass er dabei Bewegungen macht. Registrieren Sie diese Bewegungen ...

Registrieren Sie, dass sich der Brustkorb sanft hebt und senkt ... Und dass die Bauchdecke sich hebt und senkt ... Und wenn Sie sehr genau wahrnehmen, dann spüren Sie auch, dass die Nasenflügel kleine Bewegungen machen. Und diese Bewegungen des Körpers beim Atmen nehmen Sie einige Augenblicke lang wahr ..." (Reddemann 2001, S. 35).

Treffen Sie jetzt eine bewusste Entscheidung, dass Sie sich Ihrer inneren Wahrnehmung öffnen möchten.

Sie haben jeden Augenblick die volle Kontrolle über alles, was geschieht, und damit Sie sich dieser Kontrolle ganz sicher sind, können Sie gern einen Körperteil etwas anspannen ...

Die Gedanken, die sich jetzt vielleicht verstärkt bemerkbar machen, lassen Sie wenn möglich für eine Zeit lang weiterziehen, wie Wolken am Himmel ...

Der Sichere Ort[2]

Dieser Ort kann auf der Erde sein, er muss es aber durchaus nicht. Er kann auch außerhalb der Erde sein ...

Lassen Sie Gedanken oder Vorstellungen oder Bilder aufsteigen von einem Ort, an dem Sie sich ganz wohl- und geborgen fühlen. Und geben Sie diesem Ort eine Begrenzung Ihrer Wahl, die so beschaffen ist, dass nur Sie bestimmen können, welche Lebewesen an diesem Ort, Ihrem Ort, sein sollen, sein dürfen. Sie können natürlich Lebewesen, die Sie gerne an diesem Ort haben wollen, einladen. Wenn möglich,

---

2 Übernommen aus: Luise Reddemann, Imagination als heilsame Kraft. Zur Behandlung von Traumafolgen mit ressourcenorientierten Verfahren. Unter Mitarbeit von Veronika Engl, Susanne Lücke & Cornelia Appel-Ramb. © Klett-Cotta, Stuttgart 2001, S. 45 f.

rate ich Ihnen, keine Menschen einzuladen, aber vielleicht liebevolle Begleiter oder Helfer, Wesen, die Ihnen Unterstützung und Liebe geben.

Prüfen Sie, ob Sie sich dort mit allen Ihren Sinnen wohlfühlen. Prüfen Sie zuerst, ob das, was Ihre Augen wahrnehmen, angenehm ist für Ihre Augen. Wenn es noch etwas geben sollte, was Ihnen nicht gefällt, dann verändern Sie es ... Nun überprüfen Sie bitte, ob das, was Sie hören, für Ihre Ohren angenehm ist ... Wenn nicht, verändern Sie es bitte so, dass alles, was Ihre Ohren wahrnehmen, angenehm ist ... Ist die Temperatur angenehm? ... Wenn nicht, so können Sie sie jetzt verändern ...

Kann Ihr Körper sich so bewegen, dass Sie sich damit ganz wohlfühlen? ...
Wenn noch etwas fehlt, verändern Sie alles so, bis es ganz stimmig für Sie ist ...
Sind die Gerüche, die Sie wahrnehmen, angenehm? ...
Auch sie können Sie verändern, sodass Sie sich ganz wohl damit fühlen ...

Wenn Sie nun spüren können, dass Sie sich ganz und gar wohlfühlen an Ihrem inneren Ort, dann können Sie mit sich eine Körpergeste vereinbaren. Und diese kleine Geste können Sie in Zukunft ausführen und sie wird Ihnen helfen, dass Sie diesen Ort ganz rasch wieder in der Vorstellung haben. Und wenn Sie das möchten, können Sie diese Geste jetzt ausführen ... Um die Übung zu beenden, können Sie wieder Ihre Körpergrenzen wahrnehmen und den Kontakt des Körpers mit dem Boden achtsam registrieren. Danach kommen Sie dann mit der Aufmerksamkeit zurück in den Raum.

Safe- oder Tresorübung[3]

Nun lade ich Sie ein, wenn Sie mögen, sich ein Behältnis vorzustellen, das in einem Raum ist, den Sie in Ihrer Vorstellung erst einmal aufsuchen. Einen Platz, wo Sie alles hintun können, woran Sie gerade im Moment nicht arbeiten wollen oder was zu viel ist.

So ein Tresor oder besonderes Behältnis steht ja meist in einem ganz besonderen Gebäude und dahin muss man erst einmal gelangen. Vielleicht mögen Sie sich einen Weg vorstellen, einen ausreichend langen von Ihrer Wohnung (oder der Klinik) entfernt, sodass Sie am Ende dieses Weges das Gebäude erkennen können. Und das Gebäude können Sie sich, wenn Sie es sich erlauben mögen, sehr besonders, vielleicht besonders stattlich oder besonders schön und angenehm und hell und freundlich vorstellen. Es kann eine Art Bankgebäude sein oder ein spiritueller Ort oder ein sonstiges besonderes Gebäude ... Vielleicht können Sie das Eingangstor zu diesem Gebäude sehen ... und dahinter eine helle und freundliche Eingangshalle,

---

3 Übernommen aus: Michaela Huber, Wege der Traumabehandlung. Junfermann, Paderborn 2003, S. 113 f.

von der aus eine breite und gut beleuchtete Treppe nach oben oder nach unten führt zu dem ganz besonderen Raum mit dem speziellen Behältnis für Ihre Dinge. Diese Treppe hinauf- oder hinuntergehen und einen ebenfalls hellen und schön gestalteten Gang entlang.

Vielleicht ist dort irgendwo ein Raum, der speziell dafür da ist, das Behältnis oder den Safe, oder was auch immer es sein mag, zu enthalten, wo Sie Ihre Dinge ablegen können, deponieren können ... Schauen Sie einmal, wie Sie in diesen Raum gelangen, in dem das Behältnis oder der Tresor oder was immer steht, der schön stark und groß genug sein sollte und vielleicht auch gut zu verschließen ist. Wenn das Behältnis verschlossen ist, können Sie es öffnen. In dem Tresor oder Behältnis gibt es vielleicht Unterteilungen oder Fächer, gut zu verschließende, ausreichend viele ... Dort hinein können Sie alle Päckchen tun, die Sie gerade nicht brauchen können. Alles, was Sie loswerden wollen für heute. All den Ballast, alles, was zwar irgendwie wichtig ist, aber vielleicht heute mal nicht sein muss. Sondern gut aufgehoben werden kann, gut gesichert, sodass Sie es wiederfinden können, wenn Sie es brauchen ...

Wenn Sie mögen, können Sie einen Wunsch mit hineintun – etwas kann sich dann schon in Ihrem Sinne positiv verändern, wenn Sie gerade an etwas völlig anderes denken.

Und dann nehmen Sie sich vielleicht ausreichend Zeit, ganz sorgfältig den Punkt zu finden, wann Sie die Tresortür oder das Behältnis wieder verschließen wollen, wobei Sie bemerken können, wie gut und wie sicher das Behältnis schließt. Möglicherweise wollen Sie dann erst einmal einen Schritt zurücktreten und spüren, ob das ausreichend war. Haben Sie alles abgelegt, was Sie loswerden wollten? Oder zu viel? Oder zu wenig? Und wenn noch etwas fehlt oder Sie etwas doch noch brauchen, können Sie einen Moment innehalten – und dann das Behältnis wieder öffnen, den Rest auch noch reintun oder wieder etwas herausnehmen, was Sie doch noch mitnehmen wollen – gerade so, wie es jetzt stimmig ist ...

Dann das Behältnis wieder sorgfältig verschließen, den Rücken dem Behältnis zuwenden, aus dem besonderen Raum, in dem sich dieses Behältnis oder dieser Safe befindet, herausgehen, den Gang entlanggehen, der ausreichend lang und hell ist, auf die Treppe zu, die ausreichend breit ist, nicht zu lang, nicht zu kurz, sodass mit jeder Stufe, Schritt für Schritt, Sie die Treppe hinauf oder hinunter auf das Tageslicht und den Ausgang zugehen, in die Halle, dabei vielleicht bemerken, wie es sich anfühlt, wenn Sie etwas dort hinten deponiert haben. Einfach den Unterschied merken, vielleicht fühlt es sich etwas leichter oder ruhiger an oder ... Und was auch immer durch Ihren Sinn geht, ist in Ordnung ... Und dann vielleicht ganz bewusst den Schritt tun aus dem Tor oder der Tür hinaus ins helle Tageslicht ... sich noch einmal umschauen, bemerken, dass in diesem Gebäude dieser Raum ist, in dem das Behältnis sich befindet, in dem Sie etwas deponiert haben – und dann ganz allmählich, Schritt für Schritt, sich davon entfernen und den Weg hierher in diesen Raum finden ...

Gepäck ablegen[4]

Stellen Sie sich vor, dass Sie auf einer langen Wanderschaft sind und mit viel Gepäck beladen ... Auf dieser langen Wanderschaft gelangen Sie zu einem Hochplateau, also zu einer Gegend, die flach, aber bereits in der Höhe ist. Und weil Sie jetzt einen Weg vor sich haben, der eben ist, wo Sie nicht mehr ansteigen müssen, können Sie ein wenig verschnaufen. Und in der Ferne sehen Sie etwas Helles, wie ein Licht. Sie fühlen sich davon angezogen und gehen dorthin ... Und Sie gelangen zu einem Platz, der in ein warmes, helles Licht getaucht ist. Dort entdecken Sie vielleicht ein Gebäude, das einem Tempel ähnelt, vielleicht Bäume oder eine Grotte, was immer Ihnen zusagt ... Und Sie spüren, dass Sie jetzt verweilen und Ihr Gepäck ablegen möchten. Und Sie legen Ihr Gepäck an den Rand des hellen Platzes ... Sie halten Ausschau nach einer Möglichkeit, sich hinzusetzen, sich auszuruhen. Und Sie finden auch etwas Passendes. Sie lassen dieses helle Licht auf sich wirken und spüren, wie Ihnen ganz warm wird und Sie sich wohlfühlen, sich leicht fühlen ... Auf einmal bemerken Sie, dass ein freundliches helles Wesen auf Sie zukommt, Sie freundlich anlächelt und Ihnen ein Geschenk gibt ... Und Sie werden mit etwas beschenkt, das Sie für Ihr Problem, das Sie im Augenblick haben, brauchen können, das Ihnen Hilfe gibt ... Vielleicht ist es ein symbolisches Geschenk, das Sie im Moment noch gar nicht verstehen ... Wenn Sie möchten, bedanken Sie sich ... Und so nach und nach beschließen Sie, dass Sie wieder zu Ihrem Gepäck gehen möchten, Sie diesen Platz verlassen möchten. Sie können jederzeit zu diesem Ort zurückkehren. Gehen Sie dann zu Ihrem Gepäck und überlegen Sie sich, was Sie von Ihrem Gepäck jetzt auf Ihrem weiteren Weg noch mitnehmen möchten, was Sie noch brauchen. Vielleicht gibt es Dinge, die Sie nicht mehr brauchen. Aber vielleicht möchten Sie auch alles wieder so aufnehmen ... Und dann setzen Sie mit dem Gepäck, das Sie jetzt noch brauchen, Ihre Wanderung fort ... Kehren Sie dann mit Ihrer Aufmerksamkeit zurück in den Raum ...

Baumübung[5]

Ich möchte Sie nun einladen zu der *Baumübung*. Stellen Sie sich eine Landschaft vor, in der Sie sich wohlfühlen und wo Sie sich gerne aufhalten. Das kann eine

---

4   Übernommen aus: Luise Reddemann, Imagination als heilsame Kraft. Zur Behandlung von Traumafolgen mit ressourcenorientierten Verfahren. Unter Mitarbeit von Veronika Engl, Susanne Lücke & Cornelia Appel-Ramb. © Klett-Cotta, Stuttgart 2001, S. 50 f.

5   Übernommen aus: Luise Reddemann, Imagination als heilsame Kraft. Zur Behandlung von Traumafolgen mit ressourcenorientierten Verfahren. Unter Mitarbeit von Veronika Engl, Susanne Lücke & Cornelia Appel-Ramb. © Klett-Cotta, Stuttgart 2001, S. 49 f.

erfundene Landschaft sein, es muss keine real existierende sein. Und stellen Sie sich irgendwo in dieser Landschaft einen Baum vor, zu dem Sie gerne hingehen möchten, der Sie vielleicht sogar anzieht ... Und Sie stellen sich vor, dass Sie zu diesem Baum gehen und Kontakt mit ihm aufnehmen, indem Sie ihn vielleicht berühren oder ihn sich anschauen ... Nehmen Sie seinen Stamm wahr, nehmen Sie den Geruch auf ... Nehmen Sie wahr, wie der Stamm sich verzweigt. Die Blätter. Das alles registrieren Sie zunächst und nehmen Kontakt mit diesem Baum auf ... Und wenn es für Sie möglich ist, dann können Sie sich vorstellen, dass Sie sich *an* den Baum lehnen und ihn wirklich spüren ... Wenn Ihnen die Vorstellung angenehm ist, dann können Sie sich vorstellen, dass Sie eins werden mit dem Baum ... Sie können als Baum erleben, was es heißt, Wurzeln zu haben, die sich in die Erde verzweigen und von dort Nahrung in sich aufzunehmen. Erleben Sie es, Blätter zu haben, die das Sonnenlicht aufnehmen und umwandeln können. Wenn Sie nicht mit dem Baum verschmelzen wollen, dann betrachten Sie ihn einfach. Beschäftigen Sie sich damit, was es wohl für den Baum bedeutet, Wurzeln zu haben und Blätter, die das Sonnenlicht aufnehmen ... Und dann beschäftigen Sie sich mit der Frage, womit Sie jetzt genährt werden möchten, versorgt werden möchten. Ist das körperliche Nahrung, Gefühlsnahrung, Nahrung für den Geist, Ihr spirituelles Sein? Benennen Sie das so genau, wie es Ihnen möglich ist ... Und wenn Sie eins sind mit dem Baum, dann stellen Sie sich vor, dass Sie von der Erde und von der Sonne diese gewünschte Nahrung erhalten. Und wenn Sie nicht mit dem Baum verschmolzen sind, können Sie sich trotzdem vorstellen, was es bedeutet, von der Sonne und von der Erde Nahrung zu bekommen, denn das ist auch bei uns Menschen so. Erlauben Sie sich die Erfahrung, dass diese Nahrung jetzt zu Ihnen kommt, von der Erde und der Sonne ... Und spüren sie dann, wie das, was Sie von der Sonne und der Erde bekommen, sich in Ihnen verbindet ... Und dass Sie dadurch wachsen ... Und dann lösen Sie sich wieder von Ihrem Baum ... Und Sie können sich vornehmen, wenn Sie wollen, dass Sie oft zu Ihrem Baum zurückkehren, um mit seiner Hilfe zu erfahren, dass Sie mit allem, was Sie gerne hätten, genährt werden können. Sie können, wenn Sie möchten, ihm versprechen, dass Sie wiederkommen werden. Verabschieden Sie sich von ihm und bedanken Sie sich bei ihm für seine Unterstützung ...

Kommen Sie dann mit der vollen Aufmerksamkeit zurück in diesen Raum.

Besprechung der Imagination

Wie ist es dem Patienten nach der Imagination ergangen? Fühlt er sich in irgendeiner Weise leichter, angenehmer? Gab es Schwierigkeiten? (Zum Vorgehen bei auftretenden Problemen s. u.)

Weisen Sie darauf hin, dass es wichtig ist, diese Imaginationen zu Hause zu üben, damit der Patient in der Lage ist, sich zu beruhigen und zu sichern, wenn er sich unbehaglich fühlt oder ihn Trauma-Erinnerungen überfluten. Das funktioniert aber nur, wenn der Patient geübt ist in diesen Praktiken. Außerdem ist die Beherrschung dieser Übungen die Voraussetzung für die weitere Trauma-Arbeit.

Wenn es Probleme gibt ...

Bei der Arbeit mit Imaginationen können bestimmte Probleme immer wieder auftreten. Im Folgenden werden die wichtigsten aufgelistet und Gegenmaßnahmen genannt (in Anlehnung an Ludwig 2009). Grundsätzlich gilt: Nicht alle Menschen können gut imaginieren, etwa ein Drittel kann es, ein weiteres Drittel kann es lernen, der Rest benötigt andere Entspannungsmaßnahmen (z. B. Achtsamkeitsübungen, Musik). Hier also die Übersicht der wichtigsten Probleme, die auftauchen können, und möglicher Gegenmaßnahmen:

⋯⋗ Der Patient fühlt sich durch die Anwesenheit des Therapeuten gehemmt oder beobachtet und kann sich nicht auf die Übung einlassen.
- Der Patient setzt sich, falls dies möglich ist, in einen Sessel. Der Sessel wird so gedreht, dass der Therapeut nur die Rückseite des Sessels sehen kann, aber keinen Blick auf den Patienten hat.
- Alternativ wendet der Therapeut dem Patienten den Rücken zu.
Beide Vorgehensweisen haben den Nachteil, dass der Therapeut die Reaktionen des Patienten auf die Imagination nicht beobachten kann.

⋯⋗ Der Patient sieht keine Bilder.
- Darauf hinweisen, dass man keine Bilder wie im Film sehen muss und dass Imagination eine Frage der Übung ist. Konkretisieren: Wenn der Patienten etwas sehen würde, wie sähe das aus (z. B.: „Wenn ich einen Baum sehen würde, was wäre das für ein Baum?") Wichtig ist, dass der Patient nicht das Gefühl hat, irgendwelche Bilder produzieren zu müssen

⋯⋗ Der Patient hat Angst vor Kontrollverlust. Die Imaginationen / Bilder können nicht gehalten werden oder es tauchen negative Bilder (z. B. Traumabilder) auf.
- Augen offen lassen, Fixieren eines Punktes im Raum, z. B. bei halb geschlossenen Augen einen Punkt einen halben Meter vor sich am Boden.
- Im Sitzen üben (nicht liegen). Füße stehen fest auf dem Boden.
- Zur Wahrung der Kontrolle des Patienten kann dieser ein Körperteil (z. B. eine Hand) angespannt lassen.
- Bei Übungen zu Hause: Der Patient beschäftigt sich immer nur ganz kurz mit dem Imaginationsthema und wendet sich dazwischen immer wieder den Reorientierungs-Techniken zu.

····⇢ Das Bild taucht nur kurz auf, fragmentarisch, ohne gut spürbare Gefühle.

- Darauf hinweisen, dass dies für den Anfang reicht. „Übung macht den Meister!" Mit zunehmender Übung wird der Patient mehr und mehr in der Lage sein, Szenen zu imaginieren.
- Alle Sinnesqualitäten ansprechen (z. B.: „Welche Farben und Formen können Sie sehen? Gibt es angenehme (!) Gerüche oder Geräusche? Spüren Sie z. B. die imaginierte Sonne irgendwo auf der Haut?").

····⇢ Der Patient findet in der Imagination keinen Ort, an dem er sicher ist.

- Gab es in der Vergangenheit zu irgendeiner Zeit in irgendeiner Situation einen realen Ort, an dem sich der Patient sicher gefühlt hat, wenn auch nur teilweise oder für einen Moment?
- Erarbeiten eines sicheren Ortes: Wann könnte sich der Patient sicher fühlen? Wie müsste ein solcher Ort aussehen? Wo befände er sich (auf der Erde, außerhalb irgendwo im Weltall, unter dem Meer, in einer Höhle, im Gebirge einer anderen Landschaft, einer Stadt, offener oder geschlossener Raum, ein Garten, eine Wiese, das eigene Bett, die Badewanne, ein Sessel etc.). Wie sähe er aus, wie groß wäre er, welche Schutzmechanismen sollten vorhanden sein (Zäune, Mauern, Schutzschilder, Wachen, Sicherheitsanlagen usw.)?
- Der Ort muss am Anfang nicht perfekt sein. Es reicht für den Anfang ein Ort, an dem der Patient sich sicherer fühlt als zum gegenwärtigen Zeitpunkt.
- Wie sähe ein Ort aus, an dem der Patient einen Menschen verstecken will, den er gern hat, den er liebt und den er in Sicherheit bringen will?
- Die Fantasie des Patienten nutzen. In seiner Fantasie kann er zaubern und so einen Ort auf jede erdenkliche Art sichern. Kann der Patient Ideen aus Märchen, Romanen, Geschichten, Fantasy oder Science Fiction nutzen, um seinen Ort zu sichern? Z. B. mit unsichtbaren Schutzschilden aus Energie, durch nur mit Geheimwort zu öffnende Pforten, durch Geheimeingänge, Schutzwände aus Licht oder indem er seinen Ort auf einen anderen Planeten oder in eine andere Dimension verlegt?

····⇢ Es tauchen unerwünschte Besucher an positiven Imaginationsorten auf.

- Betonen, dass der Patient Herr seiner Fantasie ist, damit auch über alles, was er in seiner Vorstellung erschafft. Er hat das Recht, alles nach seinen Wünschen und Vorstellungen *positiv* zu verändern und z. B. auch unerwünschte Besucher wegzuschicken.
- Falls sich diese Besucher nicht so einfach wegschicken lassen: Gibt es jemanden, der in der Imagination helfen kann, z. B. in der Vorstellung herbeigerufene innere Helfer wie Engel, Feen, Ritter, Riesen, weise alte Frauen und Männer, Tiere wie Drachen usw.?
- Eventuell einen separaten Ort einrichten, an den der Patient (oder ein innerer Helfer wie z. B. ein Engel, eine Fee, ein unbesiegbarer guter Ritter) den uner-

wünschten Besucher bringen könnte, z. B. in einen separat abschließbaren Garten, ein Gefängnis, auf einen fremden Stern, in eine verriegelbare Höhle etc.

⋯⟶ Immer, wenn positive Bilder auftauchen, geschieht etwas, das das Positive zerstört.
- Anhalten „des Imaginationsfilms" an der Stelle, an der es noch schön war, oder auf diese Stelle zurückspulen.
- Wenn das nicht geht, die Imagination beenden, sobald negative Bilder kommen.

⋯⟶ Imaginationen wirken als Trigger.
- Die Konzentration auf die eigene Fantasie (und damit auf sich selbst) kann alte Traumata antriggern. Auslösende Reize sind häufig Gerüche, Geräusche, Farben und die Konzentration auf eine bestimmte Körperregion. Sprechen Sie die Übungen mit dem Patienten durch und bauen Sie sie so auf, dass diese Trigger nicht vorkommen (z. B. Gerüche weglassen).

⋯⟶ Zu hohe innere Anspannung oder Unruhe: „Ich kann nicht ruhig sitzen; mich macht die Übung nervös."
- Darauf hinweisen, dass sich dies in der Regel mit zunehmender Übung bessert. Eventuell Einsatz einer spannungsreduzierenden Technik vor Beginn der eigentlichen Imaginationsübung. Im Einzelfall kann es sein, dass eine Imaginationstechnik für den Patienten nicht einsetzbar ist und dass andere Formen der Stabilisierung eingesetzt werden müssen.

4.1.3.3 Diagnostik der aufrechterhaltenden Verhaltensweisen

Da PTSD-Patienten in der Regel ein Vermeidungsverhalten zu allem aufzeigen, was mit dem traumatischen Ereignis zusammenhängt, und auch ansonsten häufig Verhaltensweisen zeigen, die zur Aufrechterhaltung der PTSD-Symptomatik beitragen, ist zu diesen Verhaltensweisen und zu kognitiven Strategien eine gute Diagnostik wichtig.

Die nachfolgenden Hinweise wurden aus Ehlers (1999) entnommen bzw. in Anlehnung an Ehlers (1999) formuliert.

Diagnostik problematischer Interpretationen des Traumas

Ehlers (1999) empfiehlt, den Patienten zunächst an das Ereignis zurückdenken zu lassen und zu überlegen, was das Schlimmste am traumatischen Ereignis war und welche Momente ihn am meisten belasten. Die Momente, die die stärksten Gefühle auslösen („hot spots"), werden weiter exploriert. Das Gleiche gilt für die Inhalte der

Flashbacks oder Situationen in der Therapie, in der der Patient sich zurückzieht oder dissoziiert. Ziel ist es, die individuelle Bedeutung zu erfassen. Die vorherrschenden Emotionen geben Hinweise auf die dahinter liegenden Interpretationen.

Zusammenhang von Emotionen und Interpretationen
- Schuldgefühle: Interpretationen, für das Ereignis oder den Ausgang selber verantwortlich zu sein
- Ärgergefühle: Interpretationen zur Ungerechtigkeit oder zur Verletzung persönlicher Regeln durch andere
- Schamgefühle: Interpretationen, bedeutsame Regel über das eigene Verhalten verletzt zu haben
- Trauer: Interpretationen, etwas Bedeutsames verloren zu haben
- Furcht: Interpretationen zur Übergeneralisierung von Gefahr

Diagnostik der aufrechterhaltenden Verhaltensweisen und kognitiven Strategien

Folgende Fragen an den Patienten können dazu wichtige Hinweise liefern (Ehlers 1999, S. 26):

Fragen zur Identifikation von aufrechterhaltenden Verhaltensweisen und kognitiven Strategien:
- Was haben Sie bisher getan, um das Trauma hinter sich zu bringen?
- Was vermeiden Sie seit dem Trauma?
- Wie gehen Sie mit den Symptomen des Wiedererlebens um?
- Was wird passieren, wenn Sie über das Erlebnis nachdenken?
- Was wird passieren, wenn Sie Ihren Gefühlen freien Lauf lassen?
- Grübeln Sie über das Erlebnis / dessen Folgen nach?
- Was geht Ihnen durch den Kopf, wenn Sie grübeln?

Fragen zur Identifikation von Kognitionen, die den aufrechterhaltenden Verhaltensweisen zugrunde liegen:
- Wenn Sie ... nicht tun würden, was würde dann passieren?
- Was genau bedeutet es, wenn Sie sagen ... (z. B. „Ich kann das nicht aushalten, ich verliere die Kontrolle")?
- Wie würde das aussehen, woran würden Sie das merken?
- Wenn das stimmt, was würde das für Sie bedeuten?
- Wenn das stimmt, was wäre so schlimm daran?
- Wenn Sie ... (z. B. damit fertig werden könnten / die Kontrolle behalten würden), inwiefern würde Ihr Leben anders sein als zurzeit?" (Achtung: Diese Frage ist schwierig bei stationären Patienten!)

Diagnostik des Traumagedächtnisses

Um festzustellen, in welchem Ausmaß das Traumagedächtnis elaboriert oder nicht elaboriert ist, sind folgende Fragen hilfreich (nach Ehlers 1999, S. 27):

⋯⟩ Liegen Lücken in der Erinnerung vor?

⋯⟩ Besteht Verwirrung über die Reihenfolge der Ereignisse?

⋯⟩ Haben die Erinnerungen eine starke „Hier-und-Jetzt"-Qualität?

⋯⟩ Weisen die Erinnerungen starke sensorische oder motorische Komponenten auf?

Weiter wichtige diagnostische Fragen

⋯⟩ Hatte der Patient mehrere traumatische Erlebnisse? Wenn ja: Gibt es Verbindungen hinsichtlich der Bedeutung und ähnlicher sensorischer Komponenten?

⋯⟩ Hat der Patient seit dem traumatischen Erlebnis wichtige Aktivitäten, soziale Kontakte oder berufliche Aufgaben aufgegeben? (Achtung: Diese Frage macht nur bei Patienten Sinn, die nach dem stationären Aufenthalt noch unter PTSD-Symptomen leiden und deren Aufgabe von Aktivitäten, Kontakten und Aufgaben nicht direkte Folge körperlicher Einschränkungen ist!)

⋯⟩ Gibt es andere Bedingungen, die einer Besserung im Weg stehen (anstehende Operationen, finanzielle Probleme, Probleme am Arbeitsplatz)?

4.1.3.4 Exposition in sensu: Grundregeln des Wiedererlebens

Es gibt grundsätzlich mehrere Möglichkeiten, eine Exposition in sensu durchzuführen. Ob sie wirklich möglich ist, hängt von der Verfassung des jeweiligen Patienten ab.

> Grundsätzlich sollte man *keine Expositionsübungen mit schwer verletzten (stationären) Patienten oder mit Patienten machen, deren Gesundheitszustand aus anderen Gründen nicht stabil ist* (ggf. Rücksprache mit dem behandelnden Arzt), mit Patienten, die psychisch sehr instabil sind oder die einen hohen Grad an Dissoziation zeigen. Hier können Expositionsübungen erst beim fortgeschrittenen Grad der körperlichen Heilung, bei stärkerer Stabilisation oder nach Abnahme der Dissoziation vorgenommen werden.

Ziel der Exposition ist es, beim Patienten maximale Angst, wie sie während des Unfalls erlebt wurde, hervorzurufen. Dies fördert eine Habituation an die angstauslösenden Erinnerungen, letztlich eine Abnahme der Angst und schließlich die Elaboration des Traumagedächtnisses. Außerdem ermöglicht eine Auseinandersetzung mit den Erinnerungen, wie sie bei der Exposition in sensu vorgenommen wird, eine Identifikation und in Folge eine Bearbeitung dysfunktionaler Kognitionen. Da die Patienten sich bei der Exposition in einem geschützten Raum und objektiv in Sicherheit befinden, ist es vertretbar, sie dieser Angst auszusetzen.

Jede Exposition setzt eine gute Vorbereitung voraus (siehe auch 4.1.3.1 Patienten-informationsblatt). Der Patient soll schon in der Theoriestunde vor der eigentlichen Exposition über das Vorgehen aufgeklärt werden.

Grundsätzlich sind mehrere Möglichkeiten der Exposition in sensu möglich

(Aufzählung nach Schweregrad der Exposition):

1. die Lesekonfrontation,
2. eine möglichst detaillierte Erzählung des Unfallhergangs mit offenen Augen,
3. eine möglichst detaillierte Erzählung des Unfallhergangs mit geschlossenen Augen von 45 Minuten (prolonged exposure),
4. Exposition in Anlehnung an das EMDR-Standardprotokoll.

Ehlers (1999) und auch Zöllner et al. (2005) empfehlen eine Aufnahme der Exposition auf Kassette, die dem Patienten mit nach Hause gegeben wird, wo er sie sich wiederholt anhört. Dies ist aus organisatorischen Gründen im stationären Setting nicht möglich. Stattdessen muss eine solche Exposition bei Bedarf im ambulanten Setting mehrfach wiederholt durchgeführt werden.

Weitere Möglichkeiten der Exposition in sensu sind:

1. Mit dem Patienten gemeinsam Unfallbilder anschauen (Besprechen der Bedeutung für den Patienten. Was löst es in ihm aus?).
2. Der Patient liest zu Hause wiederholt laut die Unfallgeschichte.
3. Der Patient erzählt einer anderen Person außerhalb der Therapie seine Unfallgeschichte.

Welche Möglichkeiten gewählt werden, hängt von der Belastbarkeit des Patienten ab. Wenn möglich, sollte die intensive Form der „prolonged exposure" gewählt werden.

Vorbereitungen der Exposition

···﹥ Die Erklärungen zum Traumagedächtnis aus dem Patientenaufklärungsblatt (4.1.3.1) aufgreifen.
···﹥ Noch einmal betonen, dass das Vermeiden der Erinnerungen und all dessen, was dazugehört, nicht hilfreich ist und letzten Endes die Symptome aufrechterhält.
···﹥ Besprechen: Teufelskreis der Angst bei PTSD.
···﹥ Dem Patienten erklären, dass es wichtig ist, die Angst zuzulassen, da nur so eine Habituation und eine Abnahme der Angst stattfinden kann. Betonen, dass er sich in einem geschützten Rahmen befindet, innerhalb dessen er sich der Übung aussetzen kann. „Sich systematisch der angstauslösenden Situation zu stellen ist die wirksamste bekannte Form, Furcht und Angst zu überwinden."

Die Aufklärung sollte, wenn möglich, im Dialog mit der Patientin stattfinden:

····> Wie ist sie bislang mit ihrer Angst vor den aufkommenden Erinnerungen und mit anderen angstauslösenden Erinnerungen umgegangen?

····> Hat ihr die gewählte Vorgehensweise geholfen?

····> Ist damit die Angst mehr und mehr zurückgegangen oder ist sie weiterhin vorhanden?

····> Hat die Angst sich vielleicht sogar ausgeweitet, dass sie mehr und mehr Situationen vermeidet?

····> Wenn die von der Patientin gewählte Vorgehensweise nichts ändert: Macht es dann Sinn, die Strategie weiterzuverfolgen? Etc.

Auf diese Weise: Schrittweise Hinführung zur Exposition.

Durchführung der Exposition in sensu:

a. Lesekonfrontation[6]

Anweisungen an den Patienten:

····> Der Patient wird gebeten, bis zur nächsten Sitzung eine schriftliche Beschreibung des Unfalls mit eigenen Worten anzufertigen. Dazu wird mit dem Patienten der Rahmen des Unfalls, d.h. Anfang und Ende der Unfallgeschichte besprochen. Aber auch was vor, während und unmittelbar nach dem Unfall passierte, soll mit einbezogen werden. Als Ende kann die Situation gewählt werden, wo sich der Patient zum ersten Mal nach dem Geschehen wieder in Sicherheit gefühlt hat / fühlt.

····> Der Patient soll alles aufschreiben, was mit dem Unfall zu tun hat: Was ist passiert, wie ist es passiert, wo ist es passiert? Was hat der Patient erlebt? Welche Gedanken, Gefühle, welche körperlichen und sonstigen Reaktionen hatte er?

····> Die Beschreibung soll in der *Gegenwartsform* stattfinden. Dies spiegelt das Hier-und-Jetzt-Erleben des Unfalls wider.

····> Welche Erinnerungen, Vorstellungen, Bilder, Geräusche, Gerüche etc. kommen dem Patienten, wenn er an den Unfall denkt?

····> Die Beschreibung soll so detailliert wie möglich sein.

····> Es geht nicht um stilistische Schönheit, Freiheit von Rechtschreibfehlern oder darum, dass der Patient einen perfekten Aufsatz abliefert.

····> Dem Patienten wird signalisiert, dass der Therapeut weiß, dass diese Aufgabe schwer für ihn sein kann, dass Vermeiden aber nicht weiterhilft.

····> Der Patient kann, wenn nötig, beim Aufschreiben der Unfallgeschichte Pausen einlegen und die Geschichte später fortsetzen.

····> In der nächsten Stunde wird der Patient gebeten, das Geschriebene *ohne Unterbrechung* nicht zu schnell vorzulesen.

---

6 In Anlehnung an Zöllner et al. 2005, S. 13 ff.

Verhaltensweisen des Therapeuten

⤍ Der Therapeut achtet darauf, dass der Patient nicht zu schnell vorliest.

⤍ Der Therapeut achtet darauf, dass sich der Patient emotional auf das Vorgelesene einlässt und nicht von den Gefühlen abgelenkt wird.

⤍ Der Therapeut erfragt nach dem Vorlesen die Reaktion des Patienten (gedanklich und emotional). Er lässt auf einer Skala von 1–10 einschätzen, wie belastend das Vorlesen für den Patienten war. Dies kann, wenn nötig, auch während des Vorlesens erfolgen.

⤍ Danach wird die Unfallgeschichte ein zweites Mal vorgelesen (mit Unterbrechung) und auf mögliche Ergänzungen durchgegangen.

⤍ Darauf achten: Was wurde ausgelassen? Gibt es Irrtümer, Fehler, Ungereimtheiten? Wenn ja, müssen diese geklärt und entsprechend korrigiert werden.

⤍ Was kann zur Abrundung der Beschreibung beitragen (z. B. Verletzungsdetails, Schmerzen, Langzeitfolgen, anhaltende körperliche Probleme, Gedanken, Befürchtungen)?

⤍ Der Therapeut würdigt mögliche vom Patienten selber geäußerte positive Bewertungen der Folgen des Unfalls. (Z. B. „Ich sehe jetzt manches mit anderen Augen. Bei mir haben sich die Prioritäten verschoben. Ich weiß jetzt erst, wie wichtig mir meine Familie ist.")

⤍ Innere Erlebnisse zum Unfall werden vom Patienten oft verkürzt dargestellt. Der Therapeut achtet darauf, dass alle Erlebnisebenen (Sinneswahrnehmungen, Gefühle, Gedanken, körperliche Reaktionen, Verhalten) detailgenau dargestellt werden. Dies ist besonders wichtig für die schlimmsten Momente des Unfallgeschehens.

⤍ Der Therapeut arbeitet mit dem Patienten die Hauptemotionen (vorherrschenden Emotionen) heraus: Was waren die schlimmsten Momente? Was daran war besonders schlimm? Was hat der Patient in diesem Moment gedacht? Wie hat er sich gefühlt? Welche Bedeutung hatte es für ihn?

⤍ Die Beschreibung des Patienten ist dann gut, wenn der Therapeut sich genau vorstellen kann, was der Patient erlebt und wie er sich gefühlt hat.

⤍ Im Weiteren erfragt der Therapeut, ob es weitere (psychische) Folgen des Unfalls gibt, die für das gegenwärtige Leben wichtig sind: Was war nach dem Unfall am schlimmsten? Wie denkt der Patient selber über seine Symptome? Wie reagiert die Umgebung? Was denkt der Patient darüber? Vorliegen von Ärger- und / oder Schuldgefühlen.

Achtung: Möglicherweise erschließt sich der genaue Hergang mit allen Hauptemotionen und Details nicht beim ersten Mal, sondern erst im Laufe der Therapie.

Weiteres Vorgehen:

···⟩ Mit dem Patienten wird besprochen, dass er zu Hause den Bericht noch einmal überarbeitet und die in der Stunde erarbeiteten Ergänzungen einfügt.

···⟩ Der Patient soll den überarbeiteten Bericht zu Hause einmal täglich laut und langsam vorlesen und auf dem Protokollbogen notieren, wie er sich dabei gefühlt hat.

Rahmenbedingungen:

• Der Patient soll sich Zeit nehmen, sowohl für die Übung selbst als auch für den Zeitraum danach.

• Der Patient soll ungestört sein und nicht unterbrochen werden können durch Telefon, Kinder etc.

• Der Patient sollte während der Übung nichts anderes tun (z. B. Musik hören, Fernsehen etc.).

• Der Patient sollte nach der Übung nach Möglichkeit etwas Angenehmes machen.

···⟩ In der nächsten Stunde: Besprechung des Protokollbogens. Wie hat sich der Patient gefühlt? Gibt es Veränderungen zum ersten Vorlesen? Wenn nein, Exploration durch den Therapeuten, wie die Übung durchgeführt wurde: Konnte sich der Patient auf die Übung einlassen oder hat er versucht, sie möglichst schnell und ohne Gefühle zuzulassen, hinter sich zu bringen? Wenn ja, weist der Therapeut ohne Vorwurf darauf hin, dass in einem solchen Fall die Übung keine oder kaum Wirkung zeigt. Hat der Patient die Übung überhaupt gemacht? Wenn nein: Warum nicht?

···⟩ Der Therapeut lässt die Unfallbeschreibung erneut ohne Unterbrechung vorlesen. Wenn nötig, erneuter Durchgang mit Unterbrechung (s.o.).

···⟩ Tauchen während der Lesekonfrontation dysfunktionale Kognitionen auf („Ich bin schuld" – wenn objektiv keine Schuld am Unfall vorliegt. „Ich hätte den Unfall verhindern müssen" etc.), werden diese Kognitionen notiert und gegebenenfalls zu einem späteren Zeitpunkt bzw. in der Stunde selbst im Anschluss an die Exposition bearbeitet.

b. Prolonged exposure (mindestens 45 Min.)[7]

Die „prolonged exposure" kann bei ausreichend stabilen Patienten anstelle der Lesekonfrontation oder im weiteren Verlauf der Therapie im Anschluss an die Lesekonfrontation als intensivere und erlebnisstärkere Variante einer Exposition in sensu eingesetzt werden. Auch hier muss der Patient im Vorfeld gründlich vorbereitet werden.

---

7   Nach Zöllner et al 2005, S. 32 f.

Durchführung:

···▶ Der Patient wird aufgefordert, nach Möglichkeit die Augen zu schließen oder, wenn dies nicht möglich ist, den Blick auf einen Punkt zu fixieren.

···▶ Der Patient soll sich vorstellen, dass der Unfall gerade jetzt noch einmal stattfindet.

···▶ Er wird darauf hingewiesen, dass er sich während der Übung im Therapieraum und damit in Sicherheit befindet, auch wenn dies vielleicht in seiner Vorstellung anders ist.

···▶ Der Patient soll sich den Unfall so lebhaft wie möglich vor seinem inneren Auge vorstellen und ihn entsprechend schildern.

···▶ Dabei soll das Unfallgeschehen im Präsens beschrieben werden (Paraphrasierungen und Fragen des Therapeuten erfolgen ebenfalls im Präsens).

···▶ Die Schilderung soll möglichst detailreich sein und alle Umgebungsreize, Sinneseindrücke, Stimmungen, Gedanken und Emotionen, die sich auf den Unfall beziehen, enthalten. Wenn nötig, kann der Therapeut dies durch wiederholtes Nachfragen unterstützen.

···▶ Aufgabe des Patienten ist es, während der Beschreibung des Unfalls in Kontakt mit seinen Gefühlen zu bleiben.

···▶ Alle fünf bis zehn Minuten den SUD („subjective unit of distress" = diverse unangenehme Emotionen) erfragen. Der SUD kann von 1 (= keine Belastung) bis 10 (= maximal vorstellbare Belastung) reichen. Vor Beginn der Übung wurde der Patient darüber aufgeklärt, dass der Therapeut diesen Wert erfragt. Außerdem kann der Therapeut gezielt nachfragen, ob und welche körperlichen Reaktionen vorliegen und wo im Körper der Patient Angst bzw. Hilflosigkeit etc. spürt.

···▶ Der Therapeut geht mit dem Patienten quasi im Zeitlupentempo den gesamten Unfall mit allen Wahrnehmungen und Gefühlen etc. durch und unterstützt ihn durch gezieltes Nachfragen.

···▶ Der Unfall wird mit dem Patienten bis zu dem Zeitpunkt durchgegangen, an dem er sich wieder in Sicherheit gefühlt hat, d. h. bis zu dem Punkt, ab dem er emotional „gut" aus der Exposition entlassen werden kann.

Nachbesprechung:

···▶ Nachfragen des Therapeuten: Wie hat der Patient die Exposition erlebt? War es so schlimm wie befürchtet?

···▶ Anerkennen / loben, dass der Patient den Mut hatte, sich dieser Übung mit allen damit verbundenen Gefühlen auszusetzen.

···▶ Die Motivation fördern: Diese Übung bedeutet einen großen Schritt in der Bewältigung des Traumas.

4.1.3.5 Umgang mit Vermeidungs- / Sicherheitsverhalten

Bei einem *Vermeidungsverhalten* weicht der Patient in der Regel Situationen aus, die im direkten Zusammenhang mit dem Unfall stehen, und meidet alles, was ihn daran erinnert, z. B. den Unfallort, die Strecke, die er gefahren ist, bevor der Unfall passierte. Oder er meidet das Autofahren oder sonstige Tätigkeiten, die mit dem Unfall in Verbindung stehen, z. B. Klinikgebäude, Unfallberichte, Fernsehsendungen, die im Zusammenhang mit dem Unfall stehen etc. – All dies sollte in der Diagnostikphase eruiert worden sein.

Mit *Sicherheitsverhalten* bezeichnet man ein übertrieben vorsichtiges Verhalten, z. B. in Situationen, die mit dem Unfall zusammenhängen. Beim Autofahren könnte dies z. B. bedeuten, dass der Patient dauernd in den Rückspiegel schaut, als Beifahrer „mitbremst", sehr langsam fährt, extreme Abstände zum vorausfahrenden Auto hält etc. Sicherheitsverhalten beschreibt oft ein Verhalten, das ein Patient anwendet, um mit einer Situation, die er nicht vermeiden kann, besser zurechtzukommen. Dahinter verbergen sich oft übertriebene Ängste sowie eine Übergeneralisierung von Gefahr.

Am Anfang der Behandlung steht, den Patienten über die kontraproduktive Wirkung von Vermeidungsverhalten aufzuklären (Patientenaufklärung s. 4.1.3.1, „Teufelskreis der Angst").

Eine Behandlungsmöglichkeit von Vermeidungsverhalten ist die Exposition in vivo. Sicherheitsverhalten bzw. die Übergeneralisierung von Gefahr lassen sich ebenfalls mit der Exposition in vivo sowie mit Methoden der kognitiven Umstrukturierung behandeln.

Durchführung einer Exposition in vivo [8]

Eine Exposition in vivo lässt sich in der Regel nur im ambulanten Setting durchführen und wird unter stationären Bedingungen eher die Ausnahme bleiben.

Prinzipien der Durchführung:
⋯⟩ Aufbau einer Angsthierarchie: Welche Situationen sind für den Patienten am bedrohlichsten, welche lösen die meiste Angst aus? Welche Situationen sind weniger bedrohlich?
⋯⟩ Auswahl der Situation, der der Patient sich aussetzen will. Man fängt in der Regel mit der Situation an, die am wenigsten Angst auslöst.
⋯⟩ Die Gefahr dessen einschätzen lassen, was befürchtet wird, wenn man sich der angstauslösenden Situation stellt.

---

8   Siehe auch 4.3.2 Behandlung von Angststörungen.

⋯⟩ Aufsuchen der Situation: Ziel ist es hier, wie bei der Exposition in sensu, die maximale Angst zu triggern und den Patienten zu motivieren, diese zuzulassen und auszuhalten (siehe auch 4.3.2). Eine Ausnahme bilden hier reale Verkehrssituationen (z. B. Autofahren). Maximale Angst zu triggern könnte in solchen Situationen gefährlich sein.

Grundsätzlich sollten folgende Regeln beachtet werden (Ehlers 1999):

⋯⟩ *Diskrimination „Damals versus heute":*
Bei der Exposition in vivo sollte erarbeitet werden, inwieweit sich die Situation damals, während des traumatischen Erlebens, von der aktuellen Situation heute unterscheidet. Außerdem sollte unterschieden werden zwischen gefährlichen und ungefährlichen Reizen, die zeitgleich während des traumatischen Erlebens auftraten. Ein Abgleich der Befürchtungen, die vor Aufsuchen der Situation vom Patienten gehegt werden, mit dem, was bei der Exposition tatsächlich passiert, dient der Realitätsüberprüfung.

⋯⟩ *Übergeneralisierung von Gefahr abbauen:*
Manche Patienten überschätzen das Risiko eines erneuten Unfalls. Einem solchen Patienten muss hier vermittelt werden, dass sich nicht die Wahrscheinlichkeit eines erneuten Unfalls erhöht hat, sondern dass nur seine Wahrnehmung sich verändert hat. Eine mögliche Intervention ist die Erarbeitung der Wahrscheinlichkeit eines bestimmten Ereignisses mit dem Patienten zusammen. Ein erneuter Unfall ist vom alten Unfall statistisch unabhängig.

„Allgemeines Schema zur Modifikation von Überzeugungen zum Auftreten weiterer Katastrophen:
⋯⟩ Situation definieren
⋯⟩ Konkrete katastrophisierende Vorhersage ableiten
⋯⟩ Einschätzen, wie wahrscheinlich es ist, dass die Katastrophe eintritt
⋯⟩ Festlegen, wie festgestellt wird, ob die Katastrophe eingetreten ist
⋯⟩ Verhalten des Patienten zur Überprüfung der Hypothese festlegen (Wichtig: Der Patient darf kein Sicherheitsverhalten zeigen!)
⋯⟩ Experiment / Exposition durchführen
⋯⟩ Feststellen, ob die Katastrophe eingetreten ist
⋯⟩ Neue Sichtweise entwickeln
⋯⟩ Erneutes Einschätzen, wie wahrscheinlich es ist, dass die Katastrophe eintritt
⋯⟩ Wenn keine deutliche Veränderung eintritt, Sicherheitsverhalten explorieren; Experiment ohne Sicherheitsverhalten durchführen" (Ehlers 1999, S. 55).

Beispiel: Einschätzen einer erneuten Unfallgefahr am Beispiel von Autounfällen (nach Ehlers 1999, S. 54 und Zöllner et al. 2005, S. 52)[9]

1. Einschätzen, wie viele Autos pro Monat an der Stelle vorbeifahren.
2. Einschätzen der generellen Unfallgefahr: Wie viele Autos haben dort pro Monat einen Unfall?
3. Wie häufig kommt der Patient an der Stelle vorbei?
4. Wie wahrscheinlich ist es, dass der Patient an der Stelle ist, wenn sich gerade ein Unfall ereignet?

Beispielrechnung:

1. Pro Monat fahren 30 000 Autos vorbei = 100 %.
2. Unfallwahrscheinlichkeit für ein Auto: An insgesamt zehn Unfällen an dieser Stelle sind zwei Autos beteiligt. Die Unfallwahrscheinlichkeit für ein Auto liegt also bei 0,00067 %.
3. Der Patient kommt 30-mal im Monat an der Stelle vorbei.
4. Für den Patienten liegt die Wahrscheinlichkeit eines Unfalls an der Stelle bei 0,02 %.

Es kommt nicht auf die genaue Berechnung an, sondern darauf, dass der Patient versteht, dass sich sein Unfallrisiko nicht erhöht hat. Doch nicht immer lassen sich Patienten durch solche Beispiele überzeugen, weil oft das Gefühl nicht mitspielt. Deshalb sollte im Falle dieses Autounfall-Beispiels die Annahme überprüft werden, ob das Gefühl des Patienten recht haben kann. Falls das so ist, müsste er jedes x-te Mal, wenn er die Unfallstelle passiert, einen Unfall haben. Es wird also mit dem Patienten vereinbart, wie häufig er die Unfallstelle passiert haben muss, bis er bereit ist, seine Annahme zu verwerfen. Er darf bei diesem Experiment kein Sicherheitsverhalten zeigen (z. B. besonders langsam fahren etc.). Vom Patienten erfordert diese Übung viel Mut, da er ja an ein höheres Unfallrisiko glaubt. Die Bereitschaft, sich auf diese Übung einzulassen, sollte unbedingt anerkannt werden.

···⟩ Achtung: Den Patienten nur Situationen aufsuchen lassen, in denen keine realen Gefahren bestehen, die über das übliche Risiko hinausgehen.

4.1.3.6 Kognitive Umstrukturierung dysfunktionaler Annahmen

Bei der Kognitiven Umstrukturierung geht es um die Modifizierung dysfunktionaler Annahmen. Im geleiteten Entdecken soll der Patient dabei unterstützt werden, seine dysfunktionalen Annahmen zum Trauma (oder auch grundsätzlich dysfunktionale Annahmen anderer Art) zu überprüfen. Folgende Fragen können dabei hilfreich sein (aus Zöllner et al. 2005, S. 88):

---

9   Modell der bedingten Wahrscheinlichkeiten.

Fragen für den Sokratischen Dialog:

··⇥ Was führt dazu, zu denken, dass ...? (Interpretation)

··⇥ Welche Belege gibt es dafür?

··⇥ Gibt es auch Dinge, die gegen Ihre Interpretation sprechen?

··⇥ Gibt es andere alternative oder sinnvolle Erklärungen?

··⇥ Wie glauben Sie, sieht Ihr Mann / Ihre beste Freundin etc. dies?

··⇥ Wenn das Ihrer besten Freundin passiert wäre und die jetzt zu Ihnen käme mit der Überzeugung (Interpretation), was würden Sie der sagen?

··⇥ Was macht Sie so besonders / anders, dass Sie für sich einen anderen Standard haben?

··⇥ Schließen Sie dies aufgrund Ihres Gefühls oder daraus, was wirklich passiert ist?

··⇥ Woher wissen Sie, dass dies passieren wird?

··⇥ Ist die erwartete Katastrophe bisher eingetreten?

··⇥ Was wäre, wenn das Schlimmste passieren würde? Was wäre so schlimm daran? Wie könnten Sie damit fertig werden?

··⇥ Kann es sein, dass Sie sich unterschätzen, wie Sie damit fertig werden könnten?

··⇥ Gibt es Gründe anzunehmen, dass ... nicht stimmt / nicht eintreten wird?

··⇥ Glauben, Sie, dass alle, die so etwas erlebt haben / so etwas durchmachen wie Sie gerade, genauso darüber denken? Wenn nein, warum nicht?

Identifikation von Denkfehlern / Denkfallen

··⇥ Denken Sie nur an „alles oder nichts" oder „schwarz-weiß"?

··⇥ Überschätzen Sie da vielleicht, wie wahrscheinlich das ist?

··⇥ Lassen Sie hierbei wichtige Aspekte außen vor? Konzentrieren Sie sich hierbei nicht auf ein nebensächliches Detail?

··⇥ Setzen Sie hier unrealistische / unerreichbare Maßstäbe?

··⇥ Mit liebevoller Ironie: Wie kommen Sie darauf zu denken, dass es jemanden gibt, der hundertprozentig ...

Mögliche Fragen zur Hinterfragung von automatischen Gedanken

··⇥ Welche Beweise / Belege sprechen dafür? Was spricht eventuell dagegen?

··⇥ Gibt es auch andere Erklärungen / Schlussfolgerungen?

··⇥ Verwechsle ich Gefühl und Tatsachen?

··⇥ Erwarte ich zu viel von mir?

··⇥ Welche guten Dinge an mir / an der Situation ignoriere ich?

··⇥ Denke ich, dass etwas dauerhaft ist, auch wenn es eigentlich nur vorübergehend ist?

··⇥ Beschuldige ich mich selbst oder übernehme ich Verantwortung?

···> Was ist das Schlimmste, was passieren könnte? Was ist das Beste? Was ist realistisch?

···> Was würde ich einer guten Freundin in einer solchen Situation raten?

···> Kann ich meine Bewertung überprüfen? Wie könnte ich das tun?

Siehe auch 4.2.2.2, ABC-Schema.

Teufelskreis der Angst

Schwerer Unfall

Auslöser:

Reize / Situationen, die an den Unfall erinnern

Emotionale Reaktion:

Angst

Konsequenzen von Vermeidung und Sicherheitsverhalten:

Kurzfristig:
Abnahme der Angst

Langfristig:
- Aufrechterhaltung oder Zunahme der Angst
- Man macht nicht die Erfahrung, dass die Angst unnötig ist (es passiert nicht automatisch sofort wieder ein Unfall).
- Es fehlen positive Erfahrungen. Man erfährt nicht, dass man die angstauslösenden Situationen bewältigen kann.
- Abnahme von Selbstvertrauen

Reaktion auf Verhaltensebene:

Vermeidung von Situationen, die in irgendeiner Weise an den Unfall erinnern (z. B. den Unfallort meiden, Fernsehsendungen, Zeitungsberichte meiden, die an den Unfall erinnern können etc.

Sicherheitsverhalten:
Z. B. (nach einem Autounfall) extrem langsam fahren, nicht mehr selber fahren.

In Anlehnung an: Zöllner et al. (2005): Manual zur Kognitiven Verhaltenstherapie von Posttraumatischen Belastungsstörungen bei Verkehrsunfallopfern.

Hinterfragen von dysfunktionalen (nicht hilfreichen, verzerrten) Interpretationen des Traumas[10].

1. Nennen Sie eine konkrete nicht hilfreiche Interpretation des Traumas.

_____

_____

2. Wie sehr sind Sie davon überzeugt, dass diese Interpretation richtig ist? Geben Sie den Grad Ihrer Überzeugung bitte in Prozent an. Auf einer Skala von 0–100 %: 0 % bedeutet: gar nicht überzeugt, 100 % = völlig davon überzeugt.

_____ %

3. Welche Gefühle sind mit dieser Interpretation verbunden?

_____

_____

4. Sammeln Sie Beweise und Argumente dafür, dass Ihre Interpretation stimmt.

_____

_____

_____

_____

5. Gibt es Beweise, die gegen Ihre Interpretation des Traumas sprechen (alternative Erklärungen, Meinungen anderer zu dem Thema, mögliche Ausnahmen)?

_____

_____

_____

_____

---

10 In Anlehnung an: Zöllner et al. (2005): Manual zur Kognitiven Verhaltenstherapie von Posttraumatischen Belastungsstörungen bei Verkehrsunfallopfern.

6. Wie könnte eine alternative Sichtweise / Interpretation des Traumas lauten?

_____

_____

7. Wie sehr sind Sie davon überzeugt, dass diese Interpretation richtig ist? Geben Sie
den Grad ihrer Überzeugung bitte in Prozent an:_____%

8. Wie ändert sich Ihr Gefühl, wenn Sie diese alternative Interpretation als richtig
annehmen? Welches Gefühl verspüren Sie jetzt?

_____

_____

4.1.3.7 Umgang mit Ärger und Schuld

Ein Teil der Patienten, häufig auch solche, die bei einem Unfall schwer verletzt wurden, einen langen stationären Aufenthalt oder finanzielle Einbußen durch den Unfall haben oder wo aufgrund des Unfalls mit bleibenden Schäden zu rechnen ist,
zeigt deutlich Ärger und / oder Schuldgefühle.

Ärger- und Schuldgefühle können sich sowohl gegen andere (z. B. den Unfallgegner)
als auch gegen die eigene Person richten:

Ärger über andere bezieht sich oft auf den Unfallverursacher, manchmal auch auf
Ärzte und Versicherungen, z. B.:

···> „Der andere ist schuld an dem Unfall, aber ihm ist beim Unfall nichts passiert.
  Der läuft weiter lustig durch die Gegend. Und der hatte noch nicht mal den
  Anstand, sich nach mir zu erkundigen oder sich zu entschuldigen."

···> „Die Ärzte hier haben mir gesagt, ich sei dann und dann raus aus der Klinik.
  Das ist jetzt schon Wochen her und ständig ist wieder was Neues, das verhindert,
  dass ich entlassen werden kann. Wieso sagen die was, wenn man sich sowieso
  nicht darauf verlassen kann?"

···> „Ich habe den Unfall nicht verursacht. Mein Leben hat sich dadurch total verändert. Ich kann dies und das nicht mehr und jetzt muss ich hier auch noch um
  mein Geld kämpfen. Für den Unfallverursacher hat sich nichts verändert. Der
  sollte mal an meiner Stelle sein."

Hinter solchen Äußerungen verbergen sich in der Regel bestimmte Kognitionen
wie die Unterstellung einer Absicht, dysfunktionale Annahmen wie: „Die Welt hat
gerecht zu sein", „Bestimmte Fehler darf man einfach nicht machen", „Man muss

doch zu seinem Recht kommen können", Unterstellung von Gleichgültigkeit oder Reuelosigkeit aufseiten des Unfallgegners etc.

Bei *Schuldgefühlen*, die sich auf eine andere Person beziehen (z. B. bei Verletzung oder Tod des Unfallgegners), muss eruiert werden, in welchem Maß der Patient tatsächlich Schuld an dem Unfall trägt und ob seine Schuldgefühle angemessen oder irrational sind.

Schuld- und Ärgergefühle, die sich auf die eigene Person beziehen, haben mitunter stabilisierende Wirkung: Manche Patienten empfinden es geradezu als beruhigend, schuld gewesen zu sein. „Wenn ich es schuld bin, dann heißt das, dass ich etwas falsch gemacht habe. Dann muss ich nur dafür sorgen, dass sich ein solcher Fehler nicht wiederholt, damit mir Derartiges nicht noch einmal zustößt." Die Annahme, dass sie Opfer eines Zufalls oder der Umstände oder des Fehlverhaltens der anderen waren, ist für solche Menschen extrem beunruhigend, bedeutet es doch, die Dinge nicht in der Hand und letzten Endes auf manche Situationen im Leben keinen Einfluss zu haben.

Zum Umgang mit Ärger

···⟩ Explorieren: Worüber ist der Patient ärgerlich? Wenn er körperlich dazu in der Lage (z. B. kein gebrochener Arm) und auch bereit dazu ist, kann er einen Ärgerbrief verfassen, in dem er aufschreibt, worüber er sich ärgert.

···⟩ Bezieht sich der Ärger auf eine aktuelle Situation / eine aktuelle Frustration: Bewältigungsstrategien erarbeiten.

···⟩ Ist der Ärger berechtigt? Verbirgt sich dahinter ein berechtigter Anlass oder sind dysfunktionale, irrationale Annahmen der Hintergrund?

···⟩ Kognitive Umstrukturierung bei dysfunktionalen Kognitionen; Diskussion von Pro und Kontra.

Grundsätzlich können mit Patienten folgende Punkte bearbeitet werden:

···⟩ Auch wenn bei Unfällen manche Dinge objektiv ungerecht und ärgerlich sind: Wem hilft es, wenn der Patient sich ärgert? Geht es dadurch dem Unfallverursacher – oder gegen wen auch immer sich der Ärger wendet – schlechter? Erhält dieser durch den Ärger eine gerechte Strafe oder schadet sich der Patient nur selber? Weiß der andere, den es betrifft, überhaupt davon? Würde es den anderen interessieren, ob der Patient ärgerlich ist?

···⟩ Was bringt es, auf Gerechtigkeit zu bestehen, wenn keine Möglichkeit besteht, sie einzufordern? Wie viel Zeit und Energie verschwendet der Patient? Wie sehr bindet es ihn an das, was gewesen und nicht mehr zu ändern ist, und wie sehr verhindert es, dass er seine jetzigen Möglichkeiten ausschöpft, die ihm geblieben sind?

···⟩ Woher weiß er sicher, dass der Unfallgegner ihm absichtlich geschadet hat? Woher weiß er, wie es dem Unfallgegner wirklich geht? Vielleicht leidet er unter Gewissensbissen, schämt sich und traut sich nicht, den Patienten zu besuchen.

···❯ Welche Rolle spielen Zufall und unglückliche Umstände beim Zustandekommen des Unfalls?

···❯ Wie ist der Umgang des Patienten mit Fehlern? Beharrt er darauf, dass Fehler nicht passieren dürfen? Ist eine solche Haltung menschlich? Hat der Patient selber noch nie einen Fehler gemacht?

···❯ Gibt es überhaupt so etwas wie absolute Gerechtigkeit? Treffen Unglück und Unfälle nur diejenigen, die es „verdient" haben?

Zum Umgang mit Schuld

Exploration (in Anlehnung an Zöllner et al., 2005, S 23):

···❯ Wie häufig und in welchem Ausmaß treten Schuldgefühle auf?

···❯ Sind andere Gefühle, die in einer solchen Situation zu erwarten wären, für den Patienten nicht spürbar?

···❯ Wie weit schränken die Schuldgefühle den Patienten in seinem Leben ein?

···❯ Warum fühlt der Patient sich schuldig?

···❯ Wodurch werden die bedeutendsten Schuldgefühle hervorgerufen? Gibt es eine Trennung zwischen Kopf und Bauch, d. h., weiß der Patient vom Kopf her, dass er nicht schuldig sein kann, sein Gefühl sagt aber etwas anderes?

Wichtig: Der Therapeut wird nicht parteiisch, macht keine Falsch-und-Richtig-Aussagen. Die Bewertung von Falsch / Richtig, rational / irrational etc. wird immer wieder an den Patienten selbst zurückgegeben.

Nachfolgend sind typische Denkfehler zum Thema Schuld aufgelistet (aus Zöllner et al. 2005):

Typische Denkfehler bei Schuldgefühlen[11]

···❯ Interpretationen im Nachhinein unter Einschluss von Informationen, die vorher nicht verfügbar waren.

···❯ Übertriebene Wahrnehmung der Verantwortung für den Unfall aufgrund selektiver Auslassung anderer Aspekte, die den Unfall mitbedingten.

···❯ Übertriebenes Verantwortungsgefühl für die Handlungen anderer Personen.

···❯ Doppelstandards: Anlegen strengerer Maßstäbe an eigene Person als an andere.

···❯ Übertriebene Bewertung des eigenen Verhaltens als falsch.

···❯ Überzeugung, eigenes Verhalten sei nicht gerechtfertigt aufgrund selektiver Auslassung von Gründen, die zu eigenem Verhalten führen.

···❯ Emotionale Schlussfolgerung: „Weil ich mich schuldig fühle, muss ich schuldig sein!"

---

11   Zöllner et al. 2005, S. 78.

Zur Bearbeitung von Schuldgefühlen sind nachfolgende Fragen hilfreich (ebenfalls aus Zöllner et al. 2005, S. 78):

Sokratische Fragen bei Schuldgefühlen:
···} Was spricht dafür, dass ...? Welche Belege gibt es dafür?
···} Gibt es noch andere Erklärungen?
···} Wie viel Einfluss hatten Sie auf das Geschehene?
···} Gibt es äußere Umstände, die auch einen Einfluss hatten?
···} Wie erschienen Ihnen die Dinge damals, während des Unfalls?
···} Wie hätten Sie wissen können, was passieren würde?
···} Wie viel Zeit hatten Sie, sich zu überlegen und zu entscheiden, wie Sie sich am besten verhalten sollten?
···} In welchem seelischen und körperlichen Zustand befanden Sie sich damals, während des Unfalls?
···} Was haben Sie getan, was hilfreich war, den Ausgang positiv zu beeinflussen?
···} Wenn das, was Ihnen passiert ist, Ihrer besten Freundin passiert wäre und die würde kommen mit solchen Schuldgefühlen, wie Sie sie jetzt haben: Was würden Sie dazu sagen?
···} Was ist bei Ihnen anders / besonders, dass Sie mit sich so viel strenger umgehen?
···} Abgesehen von Ihren Gefühlen, was sollte man noch berücksichtigen, wenn man beurteilen wollte, wie Sie sich verhalten haben?

Nachträgliche Interpretation:
···} Wann haben Sie erfahren, was passieren würde?
···} Gab es eine Möglichkeit vorherzusehen, was passieren würde?
···} Was hätten Sie getan, wenn Sie gewusst hätten, was passieren würde?
···} Was war der Hauptgrund, weswegen Sie sich so und nicht anders verhalten haben?

Das Formular zur Hinterfragung dysfunktionaler Kognitionen zum Trauma kann auch zur Disputation von Schuldgefühlen verwendet werden. Folgendes sollte dabei berücksichtigt werden:
···} Bei der Disputation sollte darauf geachtet werden, dass alle Aspekte berücksichtigt wurden.
···} Bei der Beurteilung alternativer Gedanken und der prozentualen Einschätzung sollte genau überprüft werden, ob der Patient seine Einschätzung tatsächlich auch glaubt.
···} Schuldgefühle werden häufig auch nach einer erfolgreichen Disputation nicht vollständig verschwinden. Wichtig ist, dass der Patient seine Schuldzuweisungen relativieren kann und in der Lage ist, seinen Schuldgefühlen kognitiv etwas entgegenzusetzen.

Sokratischer Dialog bei Schuldgefühlen mithilfe des Tortendiagramms:
Bei einem Teil der Patienten wird durchaus auch eine reale eigene Schuld am Unfall eine Rolle spielen. Dass es zu dem Unfall gekommen ist, hat in den seltensten Fällen mit einer Absicht zu tun. In der Regel sind es Faktoren wie Unaufmerksamkeit, Abgelenkt-Sein, vielleicht auch Alkohol am Steuer zusammen mit verschiedenen anderen Aspekten, die zum Unfall geführt haben. Bei einer tatsächlichen Schuld geht es darum, den eigenen Anteil zu relativieren und zu erkennen, inwieweit noch andere Faktoren eine Rolle spielen. Eine solche Relativierung kann mithilfe eines Tortendiagramms erfolgen:

···❭ Der Patient schätzt den eigenen Anteil an der Schuld in % und trägt diesen Wert in das Tortendiagramm ein.

···❭ Weitere Aspekte, die zum Unfall beigetragen haben (Wetter, Straßenverhältnisse, Glätte, Fahrbahnbeschaffenheit, Müdigkeit, Sichtverhältnisse, Verhalten des Unfallgegners etc.), werden ebenfalls geschätzt und in das Diagramm eingetragen.

···❭ Kommt man in der Summe zu mehr als 100 %, wird entsprechend korrigiert.

Die Disputation von Schuld am Unfall hat nicht zum Ziel, einen Patienten freizusprechen. Das Ziel ist:

···❭ die Entlastung des Patienten von übertriebenen Schuldgefühlen,

···❭ die Erweiterung der eigenen Sichtweise des Patienten und die Relativierung der Schuld und

···❭ zu akzeptieren, dass Fehler passieren; zu lernen, mit sich selbst Nachsicht zu üben und sich selbst zu verzeihen (... die Welt ist nicht perfekt, Fehler passieren ...),

···❭ zu erkennen, dass Schuldgefühle zu nichts führen, unproduktiv sind und letzten Endes mehr schaden als nutzen,

···❭ den Patienten zu motivieren, Verantwortung zu übernehmen, statt sich mit Schuldgefühlen herumzuplagen (z. B. aus Fehlern zu lernen oder Wiedergutmachung anzubieten).

Hilfreich kann hier die Frage sein, wie eine gute Freundin das Verhalten des Patienten beurteilen würde bzw. wie er selbst ein solches Verhalten bei einem guten Freund bewerten würde.

Liegt *ein hoher Anteil realer Schuld* am Vorgefallenen vor, kann es nötig sein, das Thema Wiedergutmachung in unterschiedlichen Formen (Zahlungen an Geschädigte, Bitte um Verzeihung, soziales Engagement) sowie die Änderung des eigenen Verhaltens (kein Alkohol am Steuer mehr, sich an Verkehrsregeln halten etc.) zu thematisieren. Ein weiteres Thema ist, sich selbst verzeihen zu lernen.

4.2 Depression

4.2.1 Allgemeines

Die verhaltenstherapeutische Behandlung einer Depression erfolgt in aller Regel nach folgendem Schema:

···⟩ *Psychoedukation/Aufklärung des Patienten:* Was ist eine Depression? Was sind typische Symptome einer Depression? Wodurch wird sie ausgelöst? Typische Denkmuster bei einer Depression. Was hält eine Depression aufrecht.

···⟩ *Verteilung eines Stimmungstagebuches:* Hilft dem Patienten wahrzunehmen, dass seine Stimmung nicht zu allen Tageszeiten gleich düster ist und in Abhängigkeit von seinen jeweiligen Aktivitäten steht. Es macht einen Unterschied, ob jemand aktiv ist oder nur tatenlos herumsitzt, was viele Depressive tun.

···⟩ *Aufstellung eines Aktivitätenplans, in den positive Aktivitäten eingebaut werden:* Veränderung der Stimmung des Patienten durch Aktivierung, hier besonders auch durch Einbau positiver Aktivitäten wie: (Wieder-)Aufnahme sozialer Kontakte, Sport (sofern der Gesundheitszustand es zulässt), Beschäftigung mit einem Hobby, einem Haustier etc.

···⟩ *Identifizierung und Bearbeitung dysfunktionaler Kognitionen/Denkfehler* wie z. B. Übergeneralisierung, Schwarz-Weiß-Denken, Katastrophisieren etc. Bearbeitet werden diese Kognitionen mit Methoden der kognitiven Umstrukturierung wie z. B. dem ABC-Schema.

···⟩ *Grübel-Stopp*

···⟩ *Gegebenenfalls Problemlösung- und Selbstsicherheitstraining*

Stationär lässt sich nur bedingt ein Aktivitätenplan aufstellen. Bei Schwerverletzten ist dies in der ersten Zeit des Aufenthalts in der Klinik in der Regel nicht möglich. Die Patienten leiden oft unter Schmerzen bzw. Übelkeit und sind oft sehr schnell erschöpft, sodass zum Teil Besuch oder Telefonate schon überfordern.

In den ersten Wochen lenken diese Patienten sich teilweise ab, indem sie Musik hören, lesen oder fernsehen. Bei Patienten, die aufgrund der Schwere ihrer Verletzungen einen langen stationären Aufenthalt haben, kommt in der Regel irgendwann der Punkt, wo diese Ablenkungsmaßnahmen unerträglich werden. Der Patient hat genug davon, will einfach nur raus aus der Klinik, nach draußen, nach Hause, essen, was und wann er möchte etc. In Einzelfällen kann man mit Patienten Alternativen besprechen (wenn sie beispielsweise bestimmte Hobbys pflegen wie Ketten selber herstellen, Zeichnen etc.). Gegebenenfalls lassen sich Besuchspläne aufstellen, sodass der Patient über den Tag verteilt Besuch erhält und dadurch abgelenkt wird. Der Klinikalltag mit Visite, Essen, Verbandswechsel, Physiotherapie sorgt ebenfalls für eine gewisse Tagesstruktur, die von manchen Patienten jedoch als anstrengend und als Fremdbestimmung erlebt wird.

Insgesamt gesehen ist eine Tagesstrukturierung auf Station und der Aufbau positiver Aktivitäten kaum möglich. Hier ist es wichtig, den Patienten zu vermitteln, dass es sich um einen vorübergehenden Zustand handelt, der einen Anfang hatte und ein Ende haben wird, auch wenn man nicht den Tag der Entlassung genau vorhersagen kann und auch wenn es zu Rückschlägen und Verzögerungen im Heilungsverlauf kommen kann.

Nicht zuletzt aufgrund der Phasen untätigen Herumliegens ist das Grübeln eines der Hauptprobleme von psychischen Störungen nach einem Unfall. Manche Betroffene, besonders Patienten, die im Vorfeld (als Kinder oder Jugendliche) relativ chaotische Zustände zu Hause erleben mussten wie Alkoholismus eines Elternteils, (psychische) Erkrankung eines Elternteils oder ein hohes Maß an Unstrukturiertheit im Elternhaus leiden nun sehr unter dem Kontrollverlust und dem durch ihre Verletzungen bedingten Angewiesen-Sein auf andere. Durch frühe Selbstständigkeit und ein hohes Maß an Kontrolle haben sie sich aus solchen Situationen häufig „gerettet". Sie können einen Kontrollverlust kaum aushalten und reagieren u. U. gereizt oder gar aggressiv.

Andere Betroffene drehen sich gedanklich in „Was-wäre-wenn"-Schleifen: „Wenn es bleibende Verletzungsfolgen gibt, kann ich vielleicht meinen Beruf nicht mehr ausüben. Wenn ich meine Arbeit nicht mehr machen kann und den Job verliere, wie soll ich dann meinen finanziellen Verpflichtungen nachkommen? Dann kann ich vielleicht mein Haus nicht mehr halten und wer weiß, wie lange meine Frau diese Schwierigkeiten noch mitmacht. Vielleicht geht dann auch noch meine Beziehung in die Brüche." Etc.

Weitere Themen, über die Unfallpatienten nachdenken und die zur Entwicklung einer Depression beitragen können, sind die Beschäftigung mit eigener und fremder Schuld am Unfall, bleibende körperliche Veränderungen / Entstellungen, Hadern mit dem Schicksal („Mein Leben könnte ganz anders sein ohne diesen Unfall"), Ärger / Wut auf den Unfallgegner, das Gefühl, fremdbestimmt und nicht mehr Herr des eigenen Lebens zu sein: Essen, wenn andere es vorschreiben; Rehabilitations- und Klinikaufenthalte auf sich nehmen, weil Versicherungsträger dies wünschen; den Heilungsverlauf nicht oder nur begrenzt in der Hand zu haben, sich mit Rückschlägen und schleppenden Heilungsverläufen auseinandersetzen zu müssen etc. Auf bestimmte dieser Punkte wurde in Kapitel 3 bereits hingewiesen und wird in Kapitel 5 „Symptomübergreifende Therapiemethoden" noch ausführlicher eingegangen.

Aus diesen Gründen wird dem Thema Grübeln und der Bearbeitung dysfunktionaler Kognitionen viel Raum gegeben. Das beginnt mit einer ausführlichen Patienteninformation zum Thema Depression, in welcher der Zusammenhang zwischen Grübeln, dysfunktionalen Kognitionen und depressiven Symptomen ausführlich dargestellt wird.

Eine Depressionsbehandlung wird im *Wesentlichen* folgendem Muster folgen:
1. Psychoedukation: Was ist eine Depression? Wie entsteht sie? – Typische Gedankenmuster / Gedankenfehler bei Depression
2. Erklärung: Auf- und Abwärtsspirale der Depression
3. Stimmungstagebuch
4. Identifikation von dysfunktionalen Kognitionen
5. Bearbeitung dysfunktionaler Kognitionen / ABC-Schema
6. Grübel-Stopp
7. Gegebenenfalls: Problemlösetraining
8. Gegebenenfalls: Selbstsicherheitstraining
9. Erstellung eines Wochenplans, in den positive Aktivitäten eingebaut werden

Punkt 9, der im Allgemeinen im Verlauf einer Depressionsbehandlung sehr viel früher eingesetzt wird, kann bei verletzten stationär behandlungsbedürftigen Patienten in aller Regel nur ambulant, nach Beendigung des stationären Aufenthaltes durchgeführt werden.

4.2.2 Depression: Arbeitsblätter und Techniken

4.2.2.1 Patienteninformation

Liebe Patientin, lieber Patient!

Hiermit erhalten Sie eine Reihe von Informationen zum Thema Depression. Diese sollen Ihnen helfen, das Krankheitsbild zu verstehen.

Sie erhalten hier Erklärungen dazu, wie eine Depression entsteht und was dazu beiträgt, Symptome aufrechtzuerhalten, aber auch darüber, was man tun kann, diese Symptome zu behandeln.

Was ist eine Depression?

Jeder Mensch kennt in seinem Leben Phasen mit niedergedrückter Stimmung und Traurigkeit ebenso wie Phasen mit Freude und Wohlbefinden. Problematisch wird es aber, wenn solche Stimmungstiefs kein Ende mehr nehmen wollen oder schlimmer werden und die Welt und das Leben nur noch negativ erscheinen. In einem solchen Fall liegt vermutlich eine Depression vor.

Depressionen gehören zu den häufigsten psychischen Erkrankungen. Fast jeder Fünfte leidet irgendwann einmal in seinem Leben an einer behandlungsbedürftigen Depression.

Woran erkennt man eine Depression?

Ein einheitliches Bild der Depression gibt es nicht. Viele Patienten berichten von Niedergeschlagenheit, Lustlosigkeit, Antriebslosigkeit und Konzentrationsstörungen. Manche Patienten berichten, dass sie unfähig seien, überhaupt noch etwas zu fühlen. Sie fühlen sich leer oder wie versteinert. Andere äußern körperliche Beschwerden wie Schlafstörungen und Appetitlosigkeit.

Insgesamt werden von Betroffenen folgende Symptome immer wieder geschildert:
···⟩ Gefühle von Traurigkeit, Niedergeschlagenheit oder Hoffnungslosigkeit
···⟩ Interessenverlust, Freudlosigkeit oder das Gefühl innerer Leere
···⟩ Antriebslosigkeit
···⟩ verminderte Konzentration und Aufmerksamkeit
···⟩ vermindertes Selbstwertgefühl und Selbstvertrauen, Schuldgefühle und ein Gefühl der Wertlosigkeit
···⟩ negative und pessimistische Zukunftsperspektiven
···⟩ Suizidgedanken, erfolgte Selbstverletzungen oder Suizidhandlungen
···⟩ Einschlaf- und Durchschlafstörungen und frühmorgendliches Erwachen
···⟩ verminderter Appetit (Gewichtsverlust)
···⟩ Mangel oder Verlust von sexuellem Interesse

Von einer Depression spricht man dann, wenn mehrere der o.g. Merkmale über mehr als zwei Wochen ständig auftreten.

Wie entsteht eine Depression?

Es gibt in der Regel nicht *die* Ursache für das Entstehen einer Depression. Meist haben betroffene Patienten vor Ausbruch der Depression etwas sehr Belastendes erlebt (Arbeitsplatzverlust, Mobbing,

Trennung / Scheidung, den Tod eines Angehörigen, Unfall, vorangegangene, lang anhaltende Belastungen wie die Pflege eines Angehörigen etc.) Da aber nicht jeder Mensch durch solche Belastungen an einer Depression erkrankt, geht man heute davon aus, dass eine Vielzahl von Faktoren beim Ausbruch einer Depression zum Tragen kommen, wozu u.a. auch eine erbliche Vorbelastung und körperliche Erkrankungen (Diabetes z.B.) gehören können. Nachfolgende Darstellung gibt einen Überblick über die Faktoren, die bei der Entstehung einer Depression eine Rolle spielen:

Die Ursachen einer Depression:

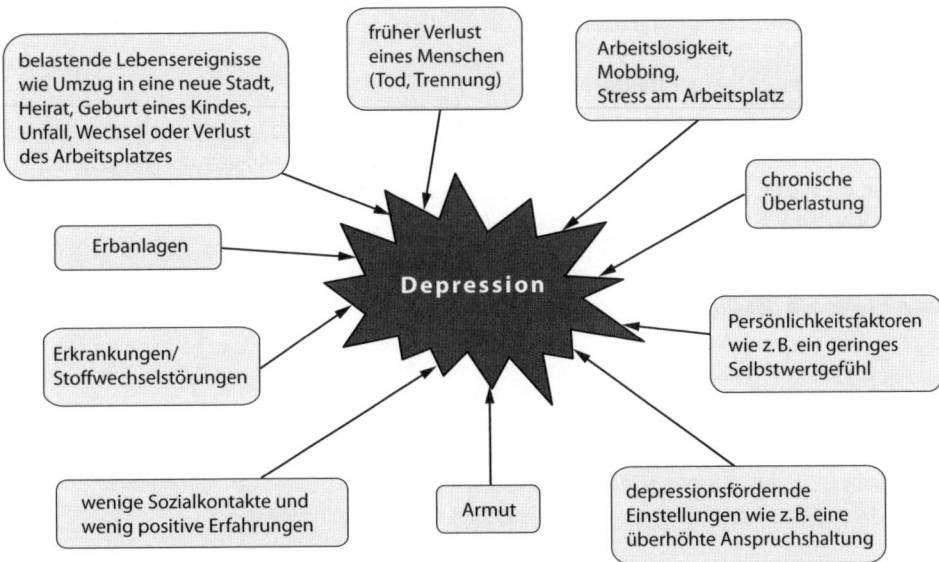

Abb. 1: Ursachen einer Depression

Mehrere dieser Faktoren zusammengenommen können im Gehirn der betreffenden Person bestimmte neurobiologische Veränderungen hervorrufen, besonders was das Gleichgewicht bestimmter Botenstoffe angeht. Als Folge dieser Veränderungen entstehen depressive Symptome.

Die Abwärtsspirale der Depression:

Patienten, die unter Depressionen leiden, tendieren dazu, sich zurückzuziehen. Man hat zu nichts mehr Lust, es fällt schwer sich aufzuraffen, man fühlt sich unter Umständen minderwertig und kämpft mit Selbstwertproblemen. Also unternimmt man nichts mehr und bleibt zu Hause. Man grübelt viel. Positive Erlebnisse, die aus dem Stimmungstief helfen könnten, fehlen, die Erledigung von Dingen wird vor sich hergeschoben, Erfolgserlebnisse bleiben aus, ein düsterer Gedanke kommt zum nächsten, man zieht sich noch mehr zurück und in der Folge gerät man immer tiefer in die Depression. Für Depressive ist es daher wichtig, sich nicht zurückzuziehen, auch wenn man es noch so sehr möchte, und positive Erlebnisse in den Tag einzubauen, auch wenn man dies aufgrund seiner Lustlosigkeit nicht möchte. Es kann sich dabei um kleine Dinge handeln: einen Freund / eine Freundin anrufen, stimmungsaufhellende Musik hören, ein Bad nehmen, zum Sport oder ins Kino gehen, sich zum Essen verabreden, sich mit Freunden treffen etc. Man darf in der Depression nicht darauf warten, dass man wieder Lust hat, etwas zu unternehmen, sondern man muss etwas unternehmen, damit die Stimmung besser wird und die Lust wiederkommt, auch wenn dies für den Moment das Letzte zu sein scheint, was man tun möchte, und es eine enorme Anstrengung kostet. Diese Anstrengung lohnt sich!

Für viele Menschen sind hier soziale Kontakte wichtig. Pflegen Sie sie, auch wenn Sie sich lieber zurückziehen wollen.

Bewegung wie Joggen, Walken, Fahrradfahren und Schwimmen wirkt sich positiv auf den Gehirnstoffwechsel aus. Ein wichtiges Element in der Depressionsbehandlung ist auch das Unterbinden von Grübeleien.

Typische Denkmuster einer Depression:

Depressive zeigen in der Regel typische verzerrte Wahrnehmungs- und Bewertungsmuster. Sie tendieren dazu, *sich selbst* („Ich bin eine Versager"), *die Umwelt* („Die anderen denken schlecht von mir") und *die eigene Zukunft* („ Es wird nie wieder besser werden") negativ zu bewerten. Die Psychologie spricht hier von der kognitiven Triade der Depression.

Kognitive Triade der Depression

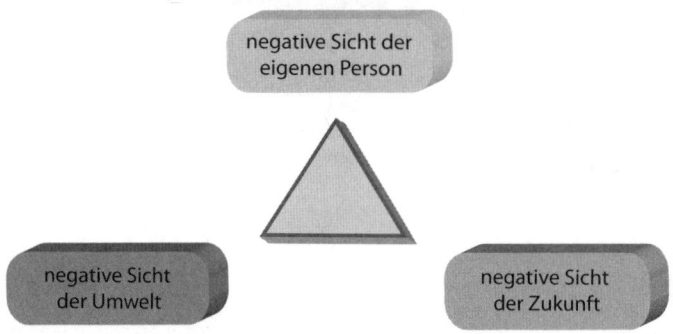

Abb. 2: **Die kognitive Triade der Depression**
     Quelle: ↗ www.verhaltenstherapie.at

Diese verzerrten Wahrnehmungs- und Bewertungsmuster gehen einher mit verschiedenen typischen „Denkfehlern", die dazu beitragen, diese negative Sicht der Dinge aufrechtzuerhalten und zu verstärken und die deshalb noch weiter in die Depression führen und dazu beitragen, dass betroffene Patienten sich schlecht fühlen. Es ist daher bei der Behandlung von Depressionen wichtig, solche Denkfallen der Depression aufzuspüren, sie sich bewusst zu machen und gezielt dagegen anzugehen. Im Rahmen einer Depressionsbehandlung wird daher großes Augenmerk auf derartige Denkmuster gelegt. Der behandelnde Therapeut wird ausführlich den Zusammenhang zwischen Denken, Fühlen und Handeln erklären, dabei helfen, solche Denkmuster aufzuspüren, und dem Patienten Methoden an die Hand geben, diese krankmachenden Denkmuster zu verändern und zu unterbinden. Im Nachfolgenden sind typische Denkfehler / Denkfallen der Depression aufgelistet.

Typische Denkfehler[12]

1. *Willkürliche Schlussfolgerungen:* Ohne sichtbaren Beweis oder sogar trotz Gegenbeweisen werden bestimmte Schlussfolgerungen gezogen.
2. *Selektive Verallgemeinerung/Abstraktion:* Einige Einzelinformationen werden verwendet und überbetont, um eine Situation zu interpretieren. Anstatt das vollständige Bild zu sehen, werden einzelne negative Aspekte überbewertet: „Ich habe bei einer ansonsten positiven Rückmeldung durch den Chef auch eine Kritik an einem Detail meiner Arbeit zu hören bekommen. Das beweist, dass ich schlechte Arbeit leiste."
3. *Übergeneralisierung:* Aufgrund eines Vorfalls wird eine allgemeine Regel aufgestellt, die unterschiedslos auf ähnliche und unähnliche Situationen angewendet wird. Beispiel: „Dass mir einmal ein Fehler unterlaufen ist, beweist, dass ich auch in Zukunft alles falsch machen werde."
4. *Vergrößern/Verkleinern:* Negative Ereignisse werden übertrieben und positive Ereignisse untertrieben. Zum Beispiel: „Ein mittelmäßiger Schulabschluss beweist, dass ich unzulänglich bin. Gute Noten beweisen nicht, dass ich schlau bin."
5. *Personalisierung:* Ereignisse werden ohne klaren Grund auf sich selbst bezogen. Andere Möglichkeiten werden gar nicht in Betracht gezogen. Beispiel: „Die Verkäuferin war unfreundlich zu mir, weil ich mich falsch verhalten habe." (Vielleicht war sie ja unfreundlich, weil sie zuvor eine Auseinandersetzung mit einem anderen Kunden oder der Chefin hatte!)
6. *Schwarz-Weiß-Denken bzw. Denken in Alles-oder-nichts-Kategorien:* Etwas/jemand ist nur gut oder nur schlecht bzw. die Dinge sind schwarz oder weiß und es gibt keine Zwischentöne: „Wenn ich nicht immer und überall erfolgreich bin, bin ich ein Versager."
7. *Ausschließen/Abwerten von Positivem:* Positive Ereignisse/Taten oder Eigenschaften zählen nicht, werden nicht gelten gelassen: „Dass ich in der Klausur eine gute Note hatte, war reines Glück." „Sie macht mir nur Komplimente, weil sie nett ist, nicht, weil mir tatsächlich etwas gelungen ist."
8. *Katastrophisieren:* Das Eintreffen oder die Bedeutung von negativen Ereignissen wird stark überbewertet. „Meinen Kindern wird bestimmt etwas Schlimmes passieren!"
9. *Gefühle als Beweis:* Das Gefühl wird als Beweis für die Richtigkeit der Gedanken genommen. „Ich fühle, dass ich nichts wert bin, also ist das auch so!" Beweise für das Gegenteil werden ignoriert oder abgewertet (Hier z. B. die Wertschätzung durch andere: Der Patient wird zu einer Feier eingeladen).
10. *Etikettierung:* Aus einer Handlung wird ein umfassender Sachverhalt gemacht, z. B.: „Ich habe einen Fehler gemacht – ich bin ein absoluter Versager!"
11. *Gedankenlesen:* Man meint, ohne nachzufragen, die Gedanken der anderen zu kennen. „Die anderen denken, ich bin ein Versager!" „Die halten mich für unbeholfen."
12. *„Man sollte", „man müsste" (Ansprüche):* Es gibt eine genaue Vorstellung davon, wie man sich zu verhalten oder was man zu leisten hat. Wenn dieser Standard einmal nicht eingehalten werden kann, wird dies sehr negativ bewertet: „Man muss immer sein Bestes geben. Wenn ich trotzdem einmal einen Fehler gemacht habe, ist das ganz schrecklich."
13. *Tunnelblick (selektive Aufmerksamkeit):* Jemand sieht nur einen bestimmten Aspekt seines gegenwärtigen Lebens. „Wenn ich einmal Streit mit meinem Partner habe, bedeutet dies, dass meine Beziehung kurz vor dem Ende steht!"

---

12 Punkte 1–6 nach Beck, A.T. (1999): Kognitive Behandlung der Depression; Punkte 7–14 nach Willson, R. & Branch, R. (2007): Kognitive Verhaltenstherapie für Dummies; Punkte 16–19 in Anlehnung an: Stavemann (2001): Im Gefühlsdschungel.

14. *Wahrsagerei:* Man glaubt, im Voraus schon zu wissen, wie etwas ausgehen wird. So geht man nicht zu einer Party, weil man denkt, dass es sowieso langweilig ist und man nur herumstehen wird.
15. *Geringe Frustrationstoleranz:* Dahinter verbirgt sich die Annahme, etwas sei unerträglich oder nicht zumutbar, nur weil etwas schwierig oder unbequem ist: „Ich kann kein Referat halten, weil ich solche Angst habe, vor Menschen zu reden. Diese Angst ist einfach nicht auszuhalten."
16. *Stellen absoluter Forderungen:* Unerbittlich darauf bestehen, dass alles gefälligst so zu sein hat, wie die jeweilige Person es für richtig hält.
17. *Forderungen nach Gerechtigkeit:* Es wird absolute Gerechtigkeit eingefordert, aber nur dann, wenn sich für die jeweilige Person daraus Vorteile ergeben. Forderungen danach, seinen gerechten Teil am Leid der Welt mitzutragen (Hunger, Krankheit, verringerte Lebenserwartung), werden zurückgewiesen.
18. *Null-Verzicht-Forderung:* Das Suchen nach der optimalen Lösung, die nur Vorteile, aber keine noch so kleinen Nachteile mit sich bringt.
19. *Verwechslung von Meinung und Tatsachen:* Meinungen werden als Tatsachen angesehen und die betreffende Person erwartet, dass andere Personen die Welt genauso wahrnehmen wie sie selbst.

Hinter solchen Gedankenfehlern verbergen sich bestimmte depressionsfördernde Grundüberzeugungen bzw. Einstellungen. Diese wurden meist schon in der frühen Kindheit erworben als Antwort auf schwierige Lebenssituationen oder spiegeln die Einstellungen früher Bezugspersonen wider. Sie sind erlernt und waren in den meisten Fällen früher einmal wichtig. Heute behindern sie in der Regel jedoch nur.

Ein Beispiel:
Ein Kind, das bei sehr strengen Eltern aufgewachsen ist und für die kleinsten Fehler bestraft wurde, hat die Grundüberzeugung entwickelt: „Ich muss immer alles 100 % perfekt machen. Wenn ich nicht alles perfekt mache, bin ich ein Versager." Als Erwachsener wird es sich für den kleinsten Fehler abwerten (z. B. Gedankenfehler Nr. 10).

Das Problematische an diesen Grundüberzeugungen ist, dass sie meist nicht bewusst sind, sich oft jedoch tief in den einzelnen Menschen verwurzelt haben und im Erwachsenenleben mehr behindern als helfen. Da diese Einstellungen / Grundüberzeugungen sich jedoch in den automatischen Gedanken bemerkbar machen, können sie aufgespürt, identifiziert und verändert werden.

Beispiele für solche Grundüberzeugungen sind (nach Ellis 1977):
⋯⟩ Ich bin nur etwas wert, wenn ich von allen mir wichtigen Menschen Anerkennung und Zuneigung bekomme.
⋯⟩ Ich darf keine Schwächen zeigen, sonst werde ich von anderen Menschen als Versager abgestempelt.
⋯⟩ Ich bin nur etwas wert, wenn ich der/die Beste, Stärkste, Klügste und Erfolgreichste bin.
⋯⟩ Hilfe zu benötigen oder anzunehmen ist ein Zeichen von Schwäche.
⋯⟩ Ich brauche jemanden, der stärker ist als ich, um die Hürden des Lebens zu bewältigen.
⋯⟩ Fehler zu machen bedeutet, dass ich weniger wert bin als andere Menschen.
⋯⟩ Negative Gefühle wie Ärger oder Abneigung sollte man nicht zeigen, weil man sonst von anderen abgelehnt wird.
⋯⟩ Ich bin nur dann wirklich etwas wert, wenn ich von anderen gebraucht werde.
⋯⟩ Wenn ich meine eigenen Bedürfnisse wahrnehme, werde ich anderen nicht mehr gefallen.
⋯⟩ Ich muss am besten alles auf Anhieb gut machen. Wenn ich etwas nicht wirklich gut und richtig machen kann, ist es besser, es gar nicht erst zu versuchen.

Ihren eigenen Grundüberzeugungen kommen Sie auf die Spur, wenn Sie sich fragen, was Sie Ihrer Meinung nach müssen oder sollten oder was Ihrer Meinung nach eine Katastrophe wäre, wenn Sie etwas nicht tun, schaffen oder erreichen könnten oder was Sie auf keinen Fall tun dürften.

Die nachfolgende Geschichte zeigt noch einmal sehr schön den Zusammenhang zwischen Gedanken, Gefühlen und Verhalten.

Die Geschichte mit dem Hammer [13]

Ein Mann will ein Bild aufhängen. Den Nagel hat er, aber nicht den Hammer. Der Nachbar hat einen. Also beschließt der Mann, hinüberzugehen und ihn auszuborgen.

Doch da kommt ihm ein Zweifel: „Was, wenn der Nachbar mir den Hammer nicht leihen will? Gestern schon grüßte er mich nur flüchtig.

Vielleicht war er in Eile. Aber vielleicht war seine Eile nur vorgeschützt und er hat etwas gegen mich. Und was? Ich habe ihm nichts angetan; der bildet sich da etwas ein.

Wenn jemand von mir ein Werkzeug borgen wollte, ich gäbe es ihm sofort. Und warum er nicht? Wie kann man einem Mitmenschen einen so einfachen Gefallen abschlagen? Leute wie dieser Kerl vergiften einem das Leben. Und dann bildet er sich noch ein, ich sei auf ihn angewiesen. Bloß weil er einen Hammer hat. Jetzt reicht's mir wirklich."

Und so stürmt er hinüber, läutet, der Nachbar öffnet, doch noch bevor er „Guten Tag" sagen kann, schreit ihn unser Mann schon an: „Behalten Sie doch Ihren Hammer, Sie Rüpel!"

Eine kleine Übung: Welche Gedankenfehler und depressionsfördernden Grundüberzeugungen verbergen sich in dieser Geschichte?

Noch ein Wort zu ihrem stationären Aufenthalt

Liebe Patientin, lieber Patient, ihrem behandelnden Psychotherapeuten / ihrer behandelnden Psychotherapeutin ist klar, dass Sie, wenn Sie bei einem Unfall schwer verletzt worden sind und einen längeren oder langen Klinikaufenthalt haben, mit sehr speziellen Problemen kämpfen. Neben den Folgen des Unfalls wie Schmerzen und den Heilbehandlungen bis hin zu mehreren Operationen hintereinander beschäftigen manche von Ihnen folgende Gedanken:

···⟩ Wird das wieder?
···⟩ Wie lange muss ich noch liegen?
···⟩ Warum kann mir denn keiner genau erklären, wie lange ich hier noch sein muss?
···⟩ Werde ich mit bleibenden Schäden zu tun haben?
···⟩ Was ist, wenn das nicht wieder richtig verheilt?

Sie ärgern sich vielleicht, wenn prognostizierte Entlassungstermine (beispielsweise „in drei Wochen") durch Rückschläge im Heilungsverlauf nicht zustande kommen. In Ihren Augen verläuft die Heilung vielleicht quälend langsam („Da tut sich doch gar nichts mehr, das geht einfach nicht voran!"). Sie können irgendwann nicht mehr liegen, können das Krankenhaus nicht mehr sehen, wollen das essen, worauf Sie Lust haben, zu dem Zeitpunkt, wann Sie wollen. Sie können kein Fernsehen, kein Buch

---

13 Aus: „Anleitung zum Unglücklichsein" (Watzlawick 2008).

und keine Musik mehr ertragen, weil Sie zu viel davon hatten, wollen einfach mal was anderes machen, wollen zurück zu Ihrer Familie und Ihren Angehörigen. Vielleicht fühlen Sie sich auch fremdbestimmt durch Ärzte oder Krankenhauspersonal oder haben Schwierigkeiten, Hilfe anzunehmen oder um Hilfe zu bitten.

In der Folge verfällt so mancher in Grübeleien und „Was-wäre-wenn-Gedanken" („Was, wenn das nicht mehr richtig verheilt? Kann ich dann noch meinen Beruf ausüben? Wie geht das dann finanziell weiter?" Etc.). Diese Gedanken sind verständlich, schaden in der Regel aber nur, weil, wie schon erklärt wurde, Grübeln zur Verschlechterung Ihrer Stimmung beiträgt.

Bitte informieren Sie uns deshalb, wenn Sie merken, dass Sie in Grübeleien verfallen, damit wir mit Ihnen zusammen Gegenmaßnahmen ergreifen können.

Und bitte bedenken Sie:
Der Zustand, in dem Sie sich jetzt befinden, hatte mit dem Unfall einen Beginn und er wird ein Ende haben. So wie es jetzt ist, wird es nicht bleiben, auch, wenn es vielleicht Komplikationen oder Rückschläge geben und man Ihnen vorerst keinen genauen Entlassungstermin nennen kann.

Halten Sie sich an Fakten (über die Verletzung, den Heilungsverlauf etc.), nicht an Vermutungen. Was wissen Sie sicher? Was ist bloße Spekulation? Was-wäre-wenn-Gedanken sind keine Fakten, sondern Vermutungen. Sie sind kein Hellseher und versuchen Sie deshalb bitte nicht wahrzusagen. Nach unserer Erfahrung kommt es in aller Regel anders (besser), als die Patienten annehmen.

Heilung verläuft nicht immer spektakulär und in großen Schritten. Auch wenn Sie das Gefühl haben sollten, dass Ihre Heilung nicht voranschreitet, bedeutet das in der Regel nicht, dass keine Heilung erfolgt. Häufig werden Fortschritte, obwohl vorhanden, nicht wahrgenommen.

Versuchen Sie Grübeleien zu unterbinden. Beschäftigen Sie sich, lenken Sie sich ab, soweit das möglich ist. Vielleicht haben Sie Interessen, die auch im Krankenbett umsetzbar sind (Kreuzworträtseln, Zeichnen, Stricken, Gedankenrätsel, [Tagebuch] Schreiben etc.). Seien Sie hinsichtlich Ihrer eigenen negativen Gedanken skeptisch: Sie sind ein Zeichen Ihrer Depression und entsprechen *nicht* der Wahrheit.

Vielleicht können Sie mit Ihren Freunden und Angehörigen Besuchszeiten absprechen, sodass nicht alle zur etwa gleichen Zeit kommen. Vielleicht hilft Ihnen das, sich abzulenken und nicht ins Grübeln zu verfallen.

Denken Sie bitte auch daran: Es ist nicht peinlich, um Hilfe zu bitten oder Hilfe durch das Pflegepersonal anzunehmen, wenn Sie diese benötigen!

Die Abwärtsspirale:
Der Zusammenhang zwischen negativer Stimmung und fehlender Aktivität

Die Aufwärtsspirale:
Der Zusammenhang zwischen positiver Stimmung und Aktivität

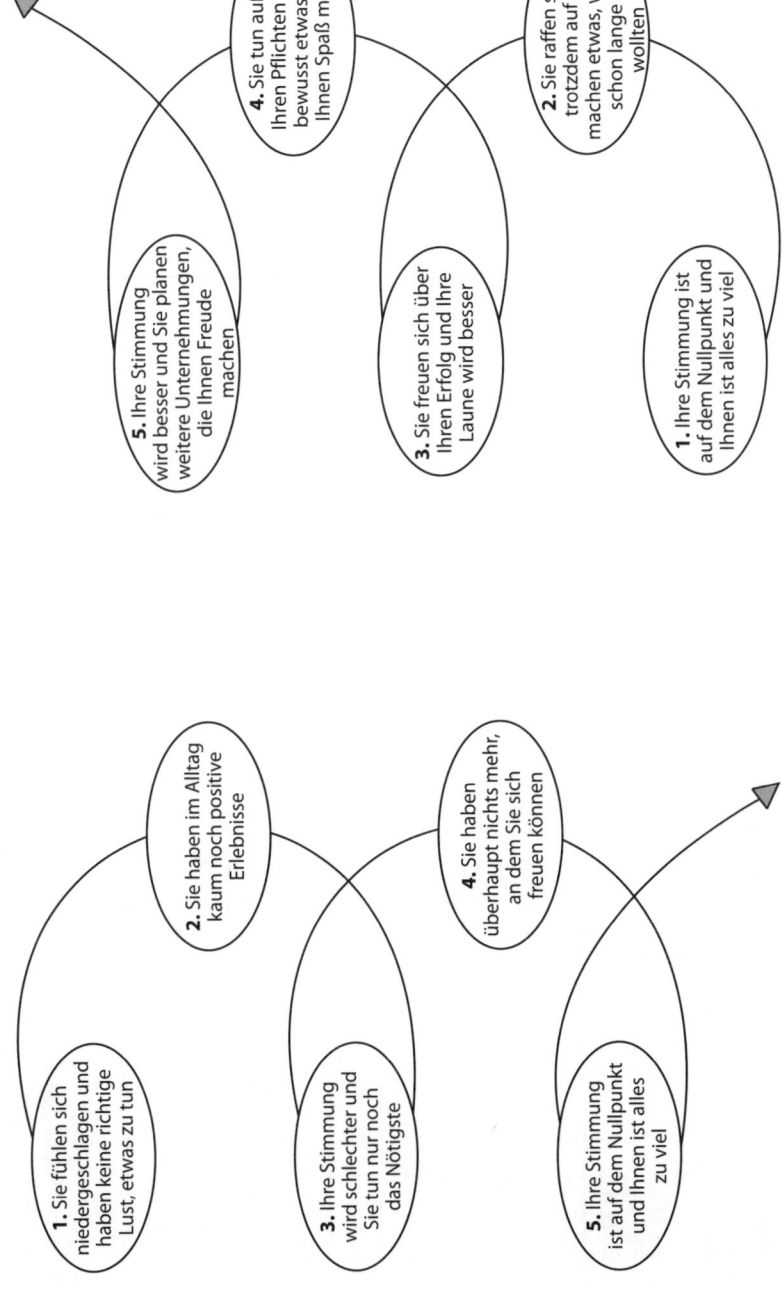

1. Sie fühlen sich niedergeschlagen und haben keine richtige Lust, etwas zu tun

2. Sie haben im Alltag kaum noch positive Erlebnisse

3. Ihre Stimmung wird schlechter und Sie tun nur noch das Nötigste

4. Sie haben überhaupt nichts mehr, an dem Sie sich freuen können

5. Ihre Stimmung ist auf dem Nullpunkt und Ihnen ist alles zu viel

1. Ihre Stimmung ist auf dem Nullpunkt und Ihnen ist alles zu viel

2. Sie raffen sich trotzdem auf und machen etwas, was Sie schon lange tun wollten

3. Sie freuen sich über Ihren Erfolg und Ihre Laune wird besser

4. Sie tun außer Ihren Pflichten noch bewusst etwas, was Ihnen Spaß macht

5. Ihre Stimmung wird besser und Sie planen weitere Unternehmungen, die Ihnen Freude machen

Abb. 3: **Die Abwärts- und Aufwärtsspirale der Depression**
Quelle: Martin Hautzinger & Eva Kischkel: Kompetenznetz Depression: Materialien für Gruppenteilnehmer

Wochenplan

Uhrzeit	Montag	Dienstag	Mittwoch	Donnerstag	Freitag	Samstag	Sonntag
7–8 Uhr							
9–10 Uhr							
11–12 Uhr							
12–13 Uhr							
13–14 Uhr							
14–15 Uhr							
15–16 Uhr							
16–17 Uhr							
17–18 Uhr							
18–19 Uhr							
19–20 Uhr							
20–24 Uhr							

↑ In den Wochenplan sollte für jeden Tag eine Tätigkeit aufgenommen werden, die Spaß macht und gut tut. Das kann alles sein, was in irgendeiner Weise dazu beiträgt, das Wohlbefinden zu steigern (z. B. Sport treiben, Musik hören oder machen, spazieren gehen, sich mit Freunden treffen, ein Bad nehmen, in Ruhe eine Tasse Kaffee oder Tee trinken, ein Telefonat mit Menschen, die man mag, etc.)

↑ Nie mehr als 60 % der Zeit verplanen!

Stimmungstagebuch

Uhrzeit	Montag	Dienstag	Mittwoch	Donnerstag	Freitag	Samstag	Sonntag
7 – 8 Uhr							
9 – 10 Uhr							
11 – 12 Uhr							
12 – 13 Uhr							
13 – 14 Uhr							
14 – 15 Uhr							
15 – 16 Uhr							
16 – 17 Uhr							
17 – 18 Uhr							
18 – 19 Uhr							
19 – 20 Uhr							
20 – 24 Uhr							

Tragen Sie bitte in das obige Formular für die jeweilige Uhrzeit Ihre Stimmung ein. Benutzen Sie dazu bitte folgende Symbole:

++ sehr gute Stimmung   **+ gute Stimmung**   **+/− mittelmäßige Stimmung**   **− schlechte Stimmung**   **−− sehr schlechte Stimmung**

Notieren Sie bitte auch, was Sie zum jeweiligen Zeitpunkt unternommen haben, und beobachten Sie, ob es Veränderungen gibt, die im Zusammenhang mit diesen Aktivitäten stehen.

4.2.2.2 Das ABC-Schema

„Nicht die Tatsachen selbst beunruhigen die Menschen,
sondern die Meinungen darüber."
– Epiktet

Die Kognitive Verhaltenstherapie geht von Folgendem aus: Welche Gefühle wir zu uns oder zu bestimmten Ereignissen haben, hängt davon ab, wie wir über etwas denken und wie wir uns und die betreffenden Situationen bewerten. Dies wiederum beeinflusst unser Handeln. Gefühle und Handeln sind also die Konsequenzen unseres Denkens.

Da unsere Bewertungen und Gedanken unsere Gefühle beeinflussen, kann das gleiche Ereignis bei unterschiedlichen Menschen auch völlig unterschiedliche Gefühle auslösen, je nachdem wie die jeweilige Person die Situationen bewertet.

Ein Beispiel:
Zwei Personen fallen durch die Abschlussprüfung ihrer Berufsausbildung (Situation). Für die eine Person bedeutet dies die Katastrophe schlechthin, denn der angestrebte Beruf stellt für sie den Traumjob dar. Bewertung / vermutete Konsequenz: „Oh Gott, wie furchtbar. Jetzt werde ich nur Hilfstätigkeiten ausüben können und muss vielleicht in eine völlig ungeliebte Tätigkeit / Beruf ausweichen." Sie reagiert völlig niedergeschlagen (Gefühl) und wird alles daran setzen, die Prüfung noch einmal wiederholen und bestehen zu können (Verhalten). Die andere Person bleibt durch die schlechte Prüfung völlig unberührt; sie ist sogar erleichtert. Denn sie befindet sich in einem von ihr gehassten Beruf und würde viel lieber etwas anderes machen (andere Bewertung). Diese andere Person hat die Berufsausbildung nur begonnen, weil der Vater es wollte. Sie kann jetzt mit der nicht bestandenen Prüfung demonstrieren, dass sie für diesen Beruf ungeeignet ist und sich eine andere Ausbildungsstelle in einem anderen Beruf suchen.

Wenn unsere Gedanken aber unsere Gefühle bestimmen, dann können wir unsere Gefühle selbst beeinflussen, indem wir anfangen, über Situationen anders zu denken. Die nachfolgende Darstellung gibt einen genauen Überblick über den Zusammenhang zwischen Ereignissen / Ausgangssituationen (A), Gedanken / Bewertungen (B) und den sich daraus ergebenden Konsequenzen (Gefühle / Handeln) (C).

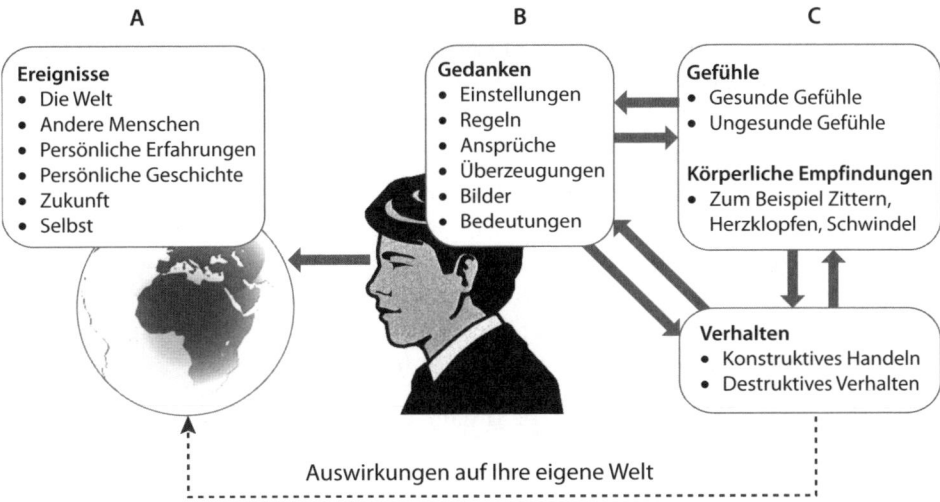

A

Ereignisse
- Die Welt
- Andere Menschen
- Persönliche Erfahrungen
- Persönliche Geschichte
- Zukunft
- Selbst

B

Gedanken
- Einstellungen
- Regeln
- Ansprüche
- Überzeugungen
- Bilder
- Bedeutungen

C

Gefühle
- Gesunde Gefühle
- Ungesunde Gefühle

Körperliche Empfindungen
- Zum Beispiel Zittern, Herzklopfen, Schwindel

Verhalten
- Konstruktives Handeln
- Destruktives Verhalten

Auswirkungen auf Ihre eigene Welt

Abb. 4: **Der Zusammenhang zwischen Ereignis, Bewertung, Gefühl und Verhalten, nach: „Kognitive Verhaltenstherapie für Dummies" (Willson & Branch 2007)**

In der Patientenaufklärung zur Depression haben wir Ihnen typische Denkfehler vorgestellt, wie sie bei Depressiven häufig vorkommen und aufgrund derer sich Depressive schlecht fühlen. Was für Situationen wie eine verpatzte Abschlussprüfung gilt, gilt auch für die vielen kleinen Situationen des Alltags. Wir beeinflussen unsere Gefühle und letzten Endes auch unser Verhalten durch unser Denken, z. B. wenn wir uns wegen eines Fehlers im Beruf selbst beschimpfen und niedermachen („Du Trottel, nie kannst du was richtig machen"), weil wir glauben, dass Fehler etwas Katastrophales sind. Als Folge fühlen wir uns dann schlecht und minderwertig und reagieren z. B. bei beruflichen Anforderungen unsicher.

In der Regel sind wir uns unserer vielen negativen Bewertungen zu Situationen nicht bewusst. Sie laufen automatisch ab. Wir sprechen daher auch von „automatischen Gedanken". Diese automatischen Gedanken bestehen oft nur aus wenigen Worten wie „Oh nein!" oder „Was bin ich nur für ein Trottel!", wenn uns beispielsweise etwas nicht gelungen ist. Oft sind wir so gewohnt, diese Gedanken zu denken, dass es uns nicht mehr auffällt. Wenn wir sie und damit unsere Gefühle zum Positiven verändern wollen, müssen wir lernen, uns dieser Gedanken bewusst zu werden, zu sehen, dass sich hinter den aus solchen Gedanken resultierenden Gefühlen „Denkfehler" verbergen, und diese Denkfehler durch alternative Gedanken / Bewertungen ersetzen, die der Situation angemessener sind.

Das folgende Arbeitsblatt soll Ihnen helfen, sich Ihrer negativen automatischen Gedanken bewusst zu werden und alternative, bessere Gedanken zu entwickeln. Mit diesem Arbeitsblatt können Sie sich die Ausgangssituationen näher anschauen, die im Alltag negative Gefühle wie Angst, Niedergeschlagenheit, Traurigkeit, Minderwertigkeitsgefühle etc. bei Ihnen ausgelöst haben. Sie können sich Ihre Bewertungen zu dieser Situation bewusst machen sowie die Konsequenzen (Gefühle und Handeln), die sich daraus ergeben. Sie konnten aus dem Vorhergehenden bereits entnehmen, dass sich aufgrund einer Depression das Denken oft negativ verändert. Jetzt können Sie überprüfen, ob bei Ihrer Beschreibung der Ausgangssituation sowie bei deren Bewertung typische Denkfehler auftreten, und anschließend können Sie diese Denkfehler durch angemessene Betrachtungsweisen ersetzen.

Die nachfolgende Tabelle erläutert die Inhalte des ABC-Schemas[14]:

---

14 In Anlehnung an das ABC-Modell von Stavemann (2003): „Therapie emotionaler Turbulenzen".

ABC-Schema		
A **Ausgangssituation**	**B** **Bewertungssystem**	**C** **Konsequenzen**
Was steht hier? die objektive, sachliche Beschreibung der Situation	alle bewussten und verdeckten Gedanken, Bewertungen, vermutete Konsequenzen, die ich zur Ausgangssituation habe	1. Gefühle 2. Verhalten
Mit welchen Fragen finde ich das heraus? **Was ist passiert zu dem Zeitpunkt, als ich die Gefühle hatte?** Was könnte hier jeder Mensch ohne Vorwissen wahrnehmen und beschreiben? Wie würde ein unbeteiligter Außenstehender die Situation beschreiben?	**1. Meine persönliche Sichtweise:** Was sehe ich mit meinem Vorwissen und meinen persönlichen Normen in der Ausgangssituation? Wie komme ich darauf? **2. Schlussfolgerungen und vermutete Konsequenzen:** Wie interpretiere ich das? Welche Schlussfolgerungen ziehe ich aus meiner persönlichen Sichtweise der Ausgangssituation? Welche Konsequenzen vermute ich? Z.B. „Der ist bestimmt jetzt sauer auf mich!" „Das gibt eine schlechte Bewertung!" „Die finden mich bestimmt unmöglich." **3. Wie finde / fände ich das?** Toll, schön, unverschämt, schade, schlimm, hoffnungslos, furchtbar, ätzend, bringt mich zur Verzweiflung, egal, anrührend etc. *Hilfsfragen:* Was finde ich toll? Was empfinde ich als Sauerei? Was ist mir peinlich? Was finde ich daran so schlimm? Was finde ich furchtbar? Was finde ich traurig? Was befürchte ich? Was ist mir egal? Worin besteht der Gewinn / der Verlust?	**1. Welche Gefühle empfinde ich?** z.B. Freude, Ärger, Genervt-Sein, Wut, Scham Niedergeschlagenheit Sympathie / Liebe Besorgnis / Angst Abneigung / Hass Hilflosigkeit / Ohnmacht Gleichgültigkeit sonstige Gefühle **2. Wie verhalte ich mich?** Ich ... ziehe mich zurück, verlasse die Situation, mache mir Selbstvorwürfe, schreie jemanden an, umarme jemanden, weine, beklage mich, suche nach Entschuldigungen, bitte um Hilfe etc.

Arbeitsblatt zum ABC-Modell[15]

A: Ausgangssituation

Beschreiben Sie die Ausgangssituation: Was geschah zu dem Zeitpunkt, an dem Sie die für Sie problematischen Gedanken oder Gefühle hatten? Was könnte hier jeder beliebige Mensch ohne Vorwissen wahrnehmen und beschreiben? Wie würde eine außen stehende unbeteiligte Person die Situation wahrnehmen und beschreiben?

B: Bewertungssystem

1. Ihre persönliche Sichtweise der Ausgangssituation:

Was sehen Sie in der Situation? Welche Gedanken gingen Ihnen durch den Kopf?

2. Schlussfolgerungen

Wie interpretieren Sie das? Welche Schlussfolgerungen ziehen Sie aus Ihrer persönlichen Sichtweise der Ausgangssituation? Welche Konsequenzen vermuten Sie?

3. Bewertung

Wie finden bzw. fänden Sie das?

---

15 In Anlehnung an das ABC-Modell von Stavemann (2003): „Therapie emotionaler Turbulenzen".

Arbeitsblatt zum ABC-Modell

C: Konsequenzen

1. Gefühle

Welches Gefühl haben Sie aufgrund Ihrer Bewertungen der Situation? Wie hat sich Ihre Stimmung verändert? Gibt es körperliche Begleitsymptome?

2. Verhalten

Wie verhalten Sie sich aufgrund Ihrer Bewertungen? Was genau tun Sie bzw. was tun Sie nicht?

D: Erarbeitung alternativer Sichtweisen

1. Hinterfragung der persönlichen Sichtweisen

Sind die Ereignisse tatsächlich so abgelaufen, wie Sie es beschrieben haben? Beschreiben Sie die Geschehnisse tatsachengetreu? Haben Sie wichtige Dinge vielleicht außer Acht gelassen? Verwechseln Sie eventuell Meinungen mit einer Darstellung von Tatsachen? Vermeiden Sie ungeprüfte Aussagen, Fantasien oder moralische Wertvorstellungen? Gibt es Beweise für oder gegen Ihre Sicht der Dinge?

Könnte man es auch ganz anders beschreiben? Würden andere Personen es genauso beschreiben?

Arbeitsblatt zum ABC-Modell

2. Hinterfragung der vermuteten Schlussfolgerungen und Konsequenzen

Sind Ihre Schlussfolgerungen zwingend und logisch? Gibt es auch andere Möglichkeiten? Könnte man auch zu anderen *Schlussfolgerungen bzw. Bewertungen* der Situation kommen? Wie wahrscheinlich ist es, dass Ihre Schlussfolgerungen zutreffend sind? Gibt es Beweise für oder gegen das Zutreffen Ihrer Schlussfolgerungen und Bewertungen? Wenn ja: welche? Wie wahrscheinlich ist es, dass die *Konsequenzen* so sind wie von Ihnen angenommen? Könnte es auch zu anderen Konsequenzen kommen? Was könnte sonst noch passieren? Wie wahrscheinlich sind die Alternativen?

3. Hinterfragung der Bewertung

Ist Ihre Bewertung angemessen? Sind alle Vor- und Nachteile berücksichtigt worden? Was würde passieren, wenn die Dinge genauso eintreffen würden wie von Ihnen befürchtet? Wäre es tatsächlich so katastrophal, schlimm, furchtbar oder nicht auszuhalten oder machen Sie aus einer Mücke einen Elefanten? Wären Sie tatsächlich ruiniert, vor aller Welt blamiert, könnten niemandem mehr unter die Augen treten? Wäre es wirklich so unerträglich oder könnten Sie trotzdem weiterleben? Liegen eventuell irgendwelche Gedankenfehler vor (4.2.2.1, Aufklärungsblatt zur Depression)? Wenn ja: welche?

Veränderung der Gefühle

Wie verändern sich Ihre Gefühle, wenn Sie alternative Sichtweisen zugrunde legen statt der von Ihnen zunächst angenommenen?

ABC-Schema

A: Auslösendes Ereignis	B: Bewertende Gedanken, Überzeugungen und Einstellungen	C1: Konsequenzen 1	C2: Konsequenzen 2	D: Diskutieren	E: Effekt der
Welches Ereignis hat Ihre Gefühle ausgelöst?	Schreiben Sie Ihre Gedanken, Überzeugungen, Einstellungen und Bewertungen auf, die Sie zu diesem Ereignis haben.	Gefühle, die A+B bei Ihnen auslösen	Das Verhalten, das Sie infolge der Gefühle (C1) schließlich zeigen	alternativer Gedanken	alternativen Gedanken und Überzeugungen

4.2.2.3 Grübel-Stopp

Da eines der Hauptprobleme depressiver Unfallpatienten das Grübeln ist, liegt ein Hauptaugenmerk der Behandlung in der Beseitigung bzw. Unterbindung von Grübelgedanken.

Es gibt verschiedene Methoden, Grübeln zu unterbinden:

Bearbeitung von Grübelgedanken im Sokratischen Dialog[16]

Hierzu können folgende Fragen hilfreich sein:

⋯⟩ Wenn Sie so darüber nachgrübeln, wie geht es Ihnen dabei?
⋯⟩ Fühlen Sie sich hinterher besser oder schlechter?
⋯⟩ Was glauben Sie bringt Ihnen das Grübeln?
⋯⟩ Warum ist das hilfreich?
⋯⟩ Wie trägt das Grübeln dazu bei, das Geschehene zu verarbeiten?
⋯⟩ Was passiert, wenn Sie nicht grübeln würden?
⋯⟩ Ist das Aufhören des Grübelns mit Gefahr/Nachteilen verbunden?

(Siehe auch 4.2.2.2, ABC-Schema.)

Gedanken-Stopp: Beim Auftreten von Grübelgedanken/dysfunktionalen Kognitionen sagt der Patient: „Stopp" und ersetzt die dysfunktionalen Kognitionen durch positive Gedanken (z. B. Erinnerungen an einen schönen Urlaub).

Entkatastrophisieren: Die Grübeleien der Patienten werden auf ihren Realitätsgehalt überprüft. Wie realistisch sind die Annahmen? Wie wahrscheinlich ist es, dass das Gedachte zutrifft? Gibt es denkbare, wahrscheinlichere Alternativannahmen?

Imaginationsübungen: Gegebenenfalls lässt sich die Tresorübung (s. Seite 55) einsetzen. Eine weitere Imaginationsübung ist die Vorstellung, man stehe auf einem hohen Berg, schaue auf die Landschaft unter sich und lasse sich von einem frischen Wind alle „schlechten Gedanken" aus dem Kopf pusten.

Aufgabenzentriertes Training: Beim aufgabenzentrierten Training geht es darum, die Aufmerksamkeit nach außen auf die Umgebung anstatt nach innen auf die eigenen Gedanken oder Körperempfindungen zu lenken.
Es geht darum, im Hier und Jetzt zu sein, Dinge bewusst wahrzunehmen und bewusst zu tun. So kann man versuchen, einem Gespräch sehr bewusst zuzuhören, beim Spülen oder Putzen z. B. die Gegenstände, die man reinigt, sehr bewusst wahrzunehmen. (Wie fühlen sie sich an? Glatt? Rau? Scharfkantig? Kühl? Warm? Welche Farbe, welche Form haben sie?) Oder man achtet sehr bewusst auf die Umgebung, darauf, was man sieht, hört, riecht oder fühlt. Es geht darum, nur wahrzunehmen, nicht zu beurteilen und keine Einordnung in gut oder schlecht vorzunehmen.

---

16 Aus: Zöllner et al. 2005, S. 89.

Grübel-Stopp

Sehr geehrte Patientin, sehr geehrter Patient,

der Zusammenhang zwischen Grübeln und der Verschlechterung der depressiven Symptomatik ist Ihnen bereits erklärt worden.

Ein gutes Mittel, um Grübeln zu verhindern, ist, sich bewusst „Stopp" zu sagen. Sie können dieses Stopp laut vor sich hersagen, z. B. wenn Sie alleine sind, oder dies leise, aber intensiv in Gedanken tun.

Oft hilft es, sich gedanklich vor dem inneren Auge ein Stoppschild vorzustellen oder sich ein solches vor Augen zu halten:

Wichtig!!

Setzen Sie dann anstelle der negativen Grübeleien positive Gedanken. Dies können Gedanken an einen schönen Urlaub sein, an angenehme Erinnerungen, aufmunternde Worte, die Sie sich selber sagen, ein Gedicht, das Sie aufmuntert und das Ihnen etwas bedeutet, die Erinnerung an wichtige aufmunternde Worte, die Ihnen andere gesagt haben, ein Gebet (sofern Sie ein gläubiger Mensch sind), ein positiver Spruch, den Sie irgendwo gelesen haben, oder was immer Ihnen auch an Positivem einfällt, das Ihnen weiterhilft.

In den folgenden Zeilen können Sie notieren, welche positiven Gedanken, Erinnerungen oder Sätze Sie anstelle der Grübelgedanken setzen:

_____

_____

_____

Es kann sein, dass es Ihnen am Anfang schwerfällt, Ihre Grübeleien zu stoppen und durch positivere Gedanken zu ersetzen. Versuchen Sie es bitte trotzdem. Je mehr Sie trainieren, desto besser funktioniert es.

4.2.2.4 Aufgabenzentriertes Training[17]

Beim aufgabenzentrierten Training geht es darum, Ihre Aufmerksamkeit und Konzentration nach außen zu lenken.

Konzentrieren Sie sich bitte auf Ihre jeweiligen Aufgaben, die jeweilige Situation bzw. auf Ihre Umgebung. Was sehen Sie? Was hören Sie? Was riechen Sie? Was erspüren Sie mit Ihren Händen? Was schmecken Sie, z. B. in Situationen, in denen Sie etwas essen oder trinken? Achten Sie auf alle Ihre Sinneseindrücke!

Mit wem waren Sie zusammen? Wo waren Sie? Was haben Sie gemacht?

_____

_____

_____

_____

Worauf haben Sie sich in dieser Situation am meisten konzentriert (Angaben in Prozent)? Auf sich selbst? (... %) Auf die Aufgabe? (... %) Auf die Umgebung und andere Leute? (.... %) (Summe aller Angaben = 100 %)

_____

_____

_____

_____

Was haben Sie genau getan? (z. B. gegessen, jemandem zugehört, andere beobachtet etc.) **Es ist wichtig, ihre Aufmerksamkeit nach außen zu richten, sich auf Ihre Aufgabe oder Ihre Umgebung zu konzentrieren.**

_____

_____

_____

_____

---

17 Arbeitsblatt in Anlehnung an: Willson & Branch (2007): „Kognitive Verhaltenstherapie für Dummies",
    S. 85.

Wie haben Sie sich zu Beginn der Situation gefühlt?

_____

_____

_____

_____

Was haben Sie im Verlauf der Übung gelernt? Wie hat sich die Situation entwickelt? Wie haben sich Ihre Gefühle und Ihre Fähigkeit, Ihre Aufgabe zu erfüllen, verändert?

_____

_____

_____

_____

4.3 Angst

4.3.1 Allgemeines

PTSD und Angst treten häufig gemeinsam auf bzw. es gibt erhebliche Überschneidungen. Auf die Behandlung von Vermeidungsverhalten wurde in Kapitel 4.1 zu PTSD schon ausführlich eingegangen. Das dort aufgeführte Vorgehen bei Übergeneralisierung von Gefahr, bei einer Exposition in vivo sowie das mögliche Vorgehen im Sokratischen Dialog bei der Behandlung dysfunktionaler Annahmen kann auch für die Behandlung von Angststörungen eingesetzt werden.

4.3.2 Zur Behandlung von Angststörungen

Angststörungen treten häufiger bei lang dauernden Krankenhausaufenthalten oder im Anschluss an den Krankenhausaufenthalt auf bzw. machen sich dort erst bemerkbar (z. B. Fahrphobien). Panikattacken direkt im Anschluss an den Unfall sind nach unseren Erfahrungen aus vorangegangenen Studien eher selten.

Die Behandlung der Angststörung im stationären Setting wird durch die Krankenhaussituation bzw. den Gesundheitszustand des Patienten limitiert. Es versteht sich von selbst, dass man *schwer verletzten* Patienten keine Behandlungselemente zumutet, bei denen diese starker Angst ausgesetzt sind. Expositionen jeder Art sind bei diesen Patienten im stationären Setting ausgeschlossen.

Die Behandlung von Angststörungen folgt im Allgemeinen (unter den oben genannten Einschränkungen) den „klassischen" Vorgehensweisen.

4.3.2.1 Behandlung von Panikattacken

Die Behandlung von Panikattacken erfolgt in der Regel nach folgendem Schema:

1. Diagnostik:
    - ⋯⋗ Gibt es Zeiten, in denen der Patient sich ganz plötzlich einem Ansturm intensiver Angst oder Furcht ausgesetzt sieht?
    - ⋯⋗ In welchen Situationen tritt die Angst auf? Entstehen die Gefühle manchmal wie aus heiterem Himmel oder wenn man alleine zu Hause ist oder sind sie an spezifische Situationen gebunden (Sprechen vor anderen, Autofahren, beim Aufenthalt in bestimmten Geschäften, Bus-/Zugfahren etc.)? Treten Sie nur in Anwesenheit anderer auf oder auch, wenn die Patientin alleine ist?
    - ⋯⋗ Wenn Angstanfälle an spezifische Situationen gebunden sind: Wie genau ist die Situation bzw. die Örtlichkeit beschaffen? Genau beschreiben lassen!

⋯⋗ Welche Körpersymptome und Kognitionen treten dabei auf?

⋯⋗ Welches Vermeidungsverhalten tritt auf?

⋯⋗ Welche Annahmen hat der Patient? Was könnte Katastrophales passieren? („Ich falle in Ohnmacht, sterbe gleich, blamiere mich fürchterlich, werde verrückt" etc.)

⋯⋗ Wann sind die Symptome zum ersten Mal aufgetreten?

⋯⋗ Welches Sicherheitsverhalten zeigt er? (Mitführen der Telefonnummer des Arztes, Tropfen / Tabletten mit sich führen, Telefonapparat immer griffbereit haben, immer nur in Begleitung das Haus verlassen etc.)

⋯⋗ Wann beginnt, wann endet die angstauslösende Situation? Wodurch wird sie beendet (z. B. durch Flucht aus der Situation, durch Hilfe von anderen wie z. B. von einem Arzt)?

⋯⋗ Wie häufig treten die Angstanfälle auf und wie schwerwiegend sind sie?

⋯⋗ Wie oft hat sich die Patientin schon medizinisch untersuchen lassen? Was ist dabei herausgekommen?

⋯⋗ Stehen die Symptome (z. B. Angst vor Herzinfarkt) in irgendeinem Zusammenhang zu Geschehnissen aus der Vergangenheit? Ist z. B. ein Freund oder Familienangehöriger an einem Infarkt gestorben? War der Patient selber einmal schwer krank? Welche belastenden / stressreichen Situationen gab es in der Vergangenheit neben dem Unfall selbst sonst noch (Partnerschaftsprobleme, Probleme am Arbeitsplatz etc.)?

⋯⋗ Welche Erklärungsmuster hat der Patient selbst für seine Angstanfälle?

⋯⋗ Gibt es Persönlichkeitszüge, die zum Entstehen bzw. zur Aufrechterhaltung beitragen (hoher Leistungsanspruch, Pedanterie, es allen recht machen zu wollen, „Ich muss." „Ich soll ..." „Ich darf nicht ...")?

2. Verteilung eines Angsttagebuches an den Patienten und Auswertung mit ihm zusammen

3. Psychoedukation:
   ⋯⋗ Angst als Gefahrensignal
   ⋯⋗ körperliche Reaktionen bei Angst
   ⋯⋗ Zusammenhang zwischen Angst und Stress
   ⋯⋗ Vermittlung des Teufelskreismodells der Angst
   ⋯⋗ Erklärung von Habituation
   ⋯⋗ Erklärung aufrechterhaltender Faktoren

4. Vermittlung einer Entspannungsübung

5. Verhaltensexperimente / Expositionsübungen:
   ⤑ Hyperventilationstest zur Konfrontation z. B. mit Atembeschwerden, Schwindel
   ⤑ Übungen zur körperlichen Belastung (Kniebeugen, schnell Treppensteigen etc.) → zur Konfrontation mit Herzklopfen, Herzrasen
   ⤑ Übungen mit dem Drehstuhl → zur Konfrontation mit Schwindelgefühlen
   ⤑ Aufsuchen von angstauslösenden Situationen (Unfallort, sonstige Situationen, die gemieden werden) mit dem Patienten

6. Disputation / kognitive Umstrukturierung dysfunktionaler Kognitionen („Ich werde: ohnmächtig werden; einen Herzinfarkt bekommen; einen Schlaganfall erleiden"):
   ⤑ Wie oft hatte er schon solche Symptome?
   ⤑ Wie oft ist er dabei tatsächlich ohnmächtig geworden, hat einen Herzinfarkt bekommen ...?
   ⤑ War der Patient überhaupt schon einmal ohnmächtig?
   ⤑ Weiß er, wie sich das anfühlt?
   ⤑ Wie oft muss er vom Arzt noch bestätigt bekommen, dass er organisch gesund ist?
   ⤑ Wann würde er es glauben? Etc.

7. Disputation von Sinn und Unsinn übertriebenen Sicherheitsverhaltens (immer wieder zum Arzt gehen, obwohl schon x-mal festgestellt wurde, dass keine körperliche Ursache vorliegt; immer die Nummer des Arztes mit sich führen; nicht mehr das Haus verlassen) und unangemessenen Erwartungen (maximale Sicherheit anstreben; Anspruch, mindestens so und so alt zu werden etc.)

8. Angstkonfrontation im Alleingang

4.3.2.2 Behandlung von generalisierten Angststörungen

Im Gegensatz zur Panikattacke, bei der körperliche Symptome, hervorgerufen durch ein hohes Erregungsniveau (häufig nach lang anhaltenden, oft über Monaten persistierenden Stresssituationen) fehlinterpretiert werden und zu Kognitionen führen wie: „Ich werde gleich ohnmächtig" oder: „Ich bekomme gleich einen Herzinfarkt" stehen bei der generalisierten Angststörung dysfunktionale Kognitionen und lang anhaltende Sorgen im Vordergrund. Patienten mit generalisierter Angststörung leiden unter nicht kontrollierbaren Ängsten und Sorgen zu unterschiedlichsten Ereignissen oder Tätigkeiten (z. B. Arbeitsplatzverlust). Die Sorgen sind den tatsächlichen Gegebenheiten nicht angemessen und völlig übertrieben. (Beispiel: Die Mutter macht sich jedes Mal, wenn die längst erwachsene Tochter und erfahrene Autofahrerin irgendwohin fährt, endlose Sorgen, sie könnte einen Unfall haben.) Die Patienten grübeln oft stundenlang und machen sich Sorgen. Typischerweise sind diese psychischen Symptome begleitet von körperlichen Symptomen wie Schlafstörungen, Ermüdbarkeit und Konzentrationsstörungen. Symptome, wie sie auch bei Panikattacken vorkommen (Zittern, Schwitzen, Herzrasen, Atemnot, Schwindelgefühle etc.), können ebenfalls auftreten. Die dysfunktionalen Kognitionen stehen bei diesem Störungsbild eindeutig im Vordergrund und daher auch im Zentrum der Therapie.

Bei Unfallpatienten, vor allem bei solchen Patienten, die schwer verletzt wurden und einen langen stationären Aufenthalt haben, beobachtet man relativ häufig einen Hang zum Grübeln (s. 4.2.2.3), der im Einzelfall die Kriterien der generalisierten Angststörung erfüllt.

Wichtig bei der Behandlung einer generalisierten Angststörung ist, dass sich der Patient seinen Ängsten und Sorgen stellt. Hauptelement der Behandlung ist vor allem die Entwicklung eines Vorstellungsszenarios als einer Konfrontation in sensu, indem der Patient sich bildlich vorstellt, dass seine schlimmste Sorge wahr geworden sei und er sich jetzt in der befürchteten Situation befindet.

Eine Behandlung der generalisierten Angststörung folgt im Allgemeinen folgendem Schema und kann auch bei einem stationären Aufenthalt so angewendet werden:

1. *Diagnostik* – Hierbei ist besonders Folgendes zu eruieren:
    ⋯⋗ Was steht im Vordergrund? Anhaltende Besorgnis / Befürchtungen wegen der unterschiedlichsten Ereignisse / Situationen oder die Fehlinterpretation von körperlichen Symptomen, wie sie typischerweise bei Angst auftreten? Zur Diagnose einer generalisierten Angststörung müssen unkontrollierbare Sorgen über einen längeren Zeitraum in der Mehrzahl der Tage auftreten.
    ⋯⋗ Welche körperlichen Begleitsymptome treten auf?
    ⋯⋗ Worauf beziehen sich die Sorgen? Darauf, jemand Nahestehendem oder der Person selbst könnte etwas Schlimmes passieren (sie könnten erkranken oder sich verletzen oder einen Unfall erleiden), oder auf „Alltagskleinkram"? Gibt es Gedankenketten? Oder beschäftigen sich die Sorgen mit Verunreinigung, Ansteckung, Kontrolle? (Ist das Licht ausgemacht, der Herd noch an? Etc.). Sind Sie ich-syston oder ich-dyston? Werden die Sorgen von körperlichen Symptomen begleitet oder lösen sie „neutralisierende" Handlungen aus, die die Angst reduzieren sollen (z. B. Händewaschen)? Die Beschäftigung mit Ansteckung, Verunreinigung und Kontrolle, das Vorliegen von Ich-Dystonie sowie die Durchführung neutralisierender Handlungen sprechen eher für das Vorliegen einer Zwangsstörung.
    ⋯⋗ Wendet der Patient Vermeidungsstrategien an, um den angstauslösenden Situationen bzw. Reizen aus dem Weg zu gehen?
    ⋯⋗ Wie sehr fühlt sich der Patient im Alltag beeinträchtigt durch diese Sorgen?
    ⋯⋗ Wann werden Ängste und Sorgen geringer, wann stärker und warum?
    ⋯⋗ Was passiert während der Sorgenphasen?

2. *Psychoedukation:* Was ist eine generalisierte Angststörung (typische Symptome)?

3. *Selbstbeobachtungsbogen:* Wann, wie häufig, in welchen Situationen sorgt sich der Patient?

4. *Vermittlung einer Entspannungsübung*

5. *Bearbeitung dysfunktionaler Kognitionen* (siehe 4.3.3.8 Hinterfragen von Sorgen, aber auch 4.2.2.2 ABC-Schema)

6. *Bearbeitung von Vermeidungsverhalten* → siehe Abschnitt 4.1 zur PTSD-Behandlung: Hier gilt das Gleiche wie für PTSD: „Was ich zu vermeiden versuche, halte ich aufrecht."

7. *Sorgenkonfrontation in sensu* (nach Becker & Margraf 2002)
   ⋯⟫ Sorgenbereiche sammeln.
   ⋯⟫ Einen Sorgenbereich auswählen. Wichtig dabei ist, eine möglichst detaillierte Sorgenliste zusammenzustellen.
   ⋯⟫ Sorgenhierarchie erstellen und eine Sorge auswählen. Es wird diejenige Sorge ausgewählt, bei der der Patient die meiste Angst empfindet.
   ⋯⟫ Vorstellungsszenario vorbereiten. Hier geht es darum herauszufinden, inwieweit der Patient in der Lage ist, sich seine Sorge detailliert vorzustellen. Die Sorgen des Patienten, die meist als Gedankenketten vorliegen, müssen in Vorstellungsbilder übersetzt werden. Dies kann erleichtert werden, indem möglichst viele Sinnesqualitäten bei der Übersetzung der Sorge in Bilder angesprochen werden.
   ⋯⟫ Eine Sorge explorieren: Gemeinsam mit dem Patienten wird für die ausgewählte Sorge ein möglichst katastrophaler Ausgang exploriert. Es muss sich dabei um einen Ausgang handeln, der für den Patienten wirklich beunruhigend, beängstigend und belastend ist.
   ⋯⟫ Entwicklung eines Vorstellungsszenarios: Die Vorstellungsszene sollte nicht zu lang sein, Szenenwechsel sollten vermieden werden. Der Patient sollte möglichst emotional beteiligt sein und die Szene bis zum katastrophalen Ende durchgespielt werden.
   ⋯⟫ Durchführung der Vorstellungsübung, indem der Patient gebeten wird, die Augen zu schließen und ihm im Sinne einer Imaginationsübung die Szene vorgegeben wird, die zuvor gemeinsam erarbeitet wurde (Dauer ca. 10–20 Min.).
   ⋯⟫ Nachbesprechung der Sorgenkonfrontation: Wie ging es dem Patienten während der Imagination? Wie geht es ihm danach? Wie hoch war seine Angst auf einer Skala von 0 (= keine Angst) bis 100 (= maximale Angst)? Wann war die Angst am größten? Wie lebhaft war die Vorstellung auf einer Skala von 0 (= nicht vorstellbar) bis 100 (= war völlig in der Szene)? Gab es Schwierig-

keiten? Muss eine Vorstellungsszene noch verändert werden? Lässt sich die Angst noch steigern?

···❯ Wenn nötig: Überarbeitung des Sorgendrehbuchs. Gegebenenfalls müssen einzelne Sequenzen häufiger wiederholt werden. Ziel der Übung ist es, den Patienten in die Angst hineinzuführen. Die Angst, die bei dieser Übung auftreten sollte, sollte einen Skalenwert von mindestens > 50 erreichen. Szenen werden in der Imagination so häufig wiederholt, bis nach mehreren Vorstellungsdurchgängen der Skalenwert der Angst auf < 40 gesunken ist.

···❯ Hausaufgaben: Es ist wichtig, dass der Patient die Sorgenkonfrontation in sensu zu Hause trainiert. Langfristiges Ziel für den Patienten ist das Erlernen einer Technik, die er nach Beendigung der Therapie auch alleine zu Hause durchführen kann, falls Sorgen erneut auftreten sollten.

4.3.2.3 Behandlung von Agoraphobie und von speziellen Phobien

Wenn nach einem Unfall Phobien auftreten, handelt es sich dabei meist um sehr spezielle, auf den Unfall bezogene Varianten.

···❯ Fahrphobien (Auto-, Motorrad-, Busfahren wird gemieden)

···❯ Agoraphobien (Meidung der Unfallstrecke, des Unfallortes; Meidung von Krankenhäusern als dem Ort, an dem man starken Schmerzen und Ängsten ausgesetzt war; Meidung von Situationen, die an das Krankenhaus / an Ärzte etc. erinnern)

···❯ Im weitesten Sinne lässt sich auch jede Form von Vermeidungsverhalten darunter fassen, das im Zusammenhang mit dem Unfall steht (Meidung von Filmen, Berichten etc. über Unfälle). Hier ist zu klären, inwieweit eine PTSD oder Panikattacken zugrunde liegen.

Diese Phobien zeigen sich meist nicht im Krankenhaus selbst, sondern erst dann, wenn der Patient längst wieder zu Hause und in der Lage ist, am Straßenverkehr in irgendeiner Weise teilzunehmen. Hintergrund derartiger Phobien ist häufig ein übertriebenes Sicherheitsverhalten und eine Übergeneralisierung von Gefahr sowie bestimmte dysfunktionale Annahmen.

Bei der Behandlung von Phobien kann man dem Schema folgen, wie es unter Punkt 4.1.3.5 der PTSD-Behandlung „Umgang mit Vermeidungs- / Sicherheitsverhalten" beschrieben ist. Mittel der Wahl bei Phobien ist in der Regel die Exposition in vivo.

4.3.3 Angst: Arbeitsblätter / Techniken

4.3.3.1 Patienteninformation: Was versteht man unter einer Angststörung?

Liebe Patientin, lieber Patient,

jeder Mensch kennt Angst und jeder von uns gerät immer wieder einmal in Situationen, in denen er Angst hat. Angst haben viele Menschen z. B. oft dann, wenn sie etwas Neues, Unbekanntes versuchen, in Prüfungssituationen, in brenzligen Verkehrssituationen, wenn sie eine Rede vor vielen Menschen halten sollen, um nur ein paar Beispiele zu nennen.

Was aber ist Angst genau?

Angst ist immer unangenehm. Aber Angst ist zunächst einmal eine gute und gesunde Reaktion auf bedrohliche Situationen. Sie warnt uns vor Gefahren und verhindert, dass wir mit der Hand auf eine heiße Herdplatte fassen oder einfach über eine Straße laufen, ohne nach dem Verkehr zu sehen. Oder sie verhindert, dass wir uns zu nah an eine ungesicherte Stelle begeben, an der es tief abwärts geht. Sie hat eine Funktion als Regulativ und ist in bestimmten Situationen angemessen und nützlich. Angst schützt uns also!

Angst ist eine sehr alte Reaktion, die schon unsere Vorfahren in der Steinzeit kannten. Wenn diese Vorfahren Gefahren ausgesetzt waren, hieß das in der Regel, dass sie flüchten, sich verteidigen oder kämpfen mussten (Angriff durch wilde Tiere oder fremde Stämme z. B.). Damit die Angst damals ihre Schutzfunktion erfüllen konnte, reichte es nicht, dass die Menschen Angst als Gefühl spürten; deshalb hat Angst auch eine körperliche Komponente und man sagt z. B., dass einem vor Angst das Herz bis zum Hals schlägt oder dass jemand Angstschweiß hat.

Unter Angst stellt der Körper Energie bereit und fährt Herzschlag und Blutdruck hoch. Auch der Stoffwechsel beschleunigt sich und bereitet den Körper auf Kampf und / oder Flucht vor. Deshalb beginnt man auch stärker zu schwitzen. Was früher, bei Bedrohung durch wilde Tiere z. B., gut und sinnvoll war, nützt uns heute nicht mehr unbedingt etwas. Wenn jemand in einer Prüfungssituation Angst hat, kann der Betreffende schlecht davonlaufen. Trotzdem reagieren wir heute körperlich noch so wie in der Steinzeit.

Angst als Krankheit

Von Angst als Krankheit oder Störung spricht man dann, wenn sie in einer unangemessenen Weise das tägliche Leben bestimmt und beeinträchtigt. Also immer dann, wenn sie uns nicht mehr vor realen Gefahren warnt und schützt, sondern unser Denken und Fühlen bestimmt, obwohl es keinen realen bedrohlichen Anlass gibt.

Man unterscheidet verschiedene Formen von Angststörungen:
Von **Panikattacken** oder einer **Panikstörung** spricht man dann, wenn man wie aus heiterem Himmel unter heftigen, häufig als kaum erträglich empfundenen Angstanfällen leidet, die begleitet sind von körperlichen Symptomen wie Schwitzen, Herzklopfen, Zittern, dem Gefühl der Atemnot, einem Würgegefühl bzw. Kloß im Hals, Druck in der Brust, Schwindelgefühlen, Tunnelblick, Harndrang oder Übelkeit sowie dem Gefühl der Unwirklichkeit. Es kommen meist nicht alle körperlichen Symptome gleichzeitig vor. Wenn die Betroffenen diese körperlichen Symptome wahrnehmen, denken sie häufig, dass sie einen Herzanfall oder Schlaganfall erleiden oder gleich ohnmächtig werden.

Diese Angstanfälle werden von manchen Betroffenen als so schlimm erlebt, dass sie in der Folge eine regelrechte Angst vor der Angst entwickeln. Manche meiden auch die Orte, an denen die Angstanfälle zum ersten Mal aufgetreten sind (z. B. in Geschäften, im Bus, in der Bahn), aus Angst, dort bei einem erneuten Angstanfall zusammenzubrechen.

Von einer **generalisierten Angststörung** spricht man, wenn man in einer den tatsächlichen Lebensumständen unangemessenen und übertriebenen Weise über einen längeren Zeitraum hinweg in einer nicht kontrollierbaren Weise unter Ängsten und Sorgen hinsichtlich einer Vielzahl von Ereignissen oder Tätigkeiten leidet. Betroffene sind ständig mit diesen Sorgen beschäftigt.

Phobien bezeichnen Ängste, die sich auf bestimmte Orte, Gegenstände oder Situationen beziehen. Man hat z. B. in einer völlig unangemessenen Weise Angst vor bestimmten Tieren wie Spinnen, Angst vor großer Höhe, Angst vor dem Autofahren, Angst vor bestimmten Orten wie Kaufhäusern, Angst vor Menschenansammlungen oder Angst vor bestimmten sozialen Situationen (eine Rede halten etc.). Jemand mit einer Spinnenphobie gerät vielleicht schon in Angst, wenn er eine kleine, für ihn völlig harmlose Spinne sieht.

Wie entstehen Angststörungen?

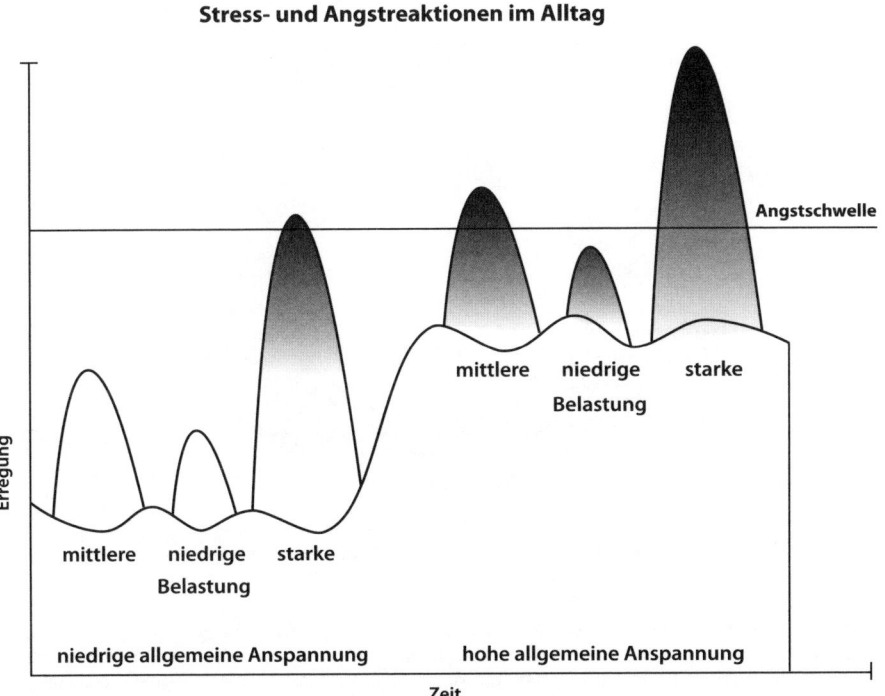

Abb. 5: Der Zusammenhang zwischen Angst und Stress

Die Entstehung von Panikattacken, aber auch von einer generalisierten Angststörung hat fast immer etwas mit Stress zu tun. Fragt man Patienten, die unter Panikattacken leiden, nach dem, was dem Ausbruch einer solchen Attacke vorausgegangen ist, so berichten die meisten von Phasen lang anhaltenden intensiven Stresses. Dies kann Stress der unterschiedlichsten Art sein: Stress auf der Arbeit und vielleicht noch durch eine Nebentätigkeit; Mehrfachbelastungen durch Arbeit, Kindererziehung und Haushalt; durch große Veränderungen im Leben, durch Partnerschaftsprobleme etc.

Wir alle sind im Alltag mehr oder weniger angespannt. Normalerweise ist unser Anspannungsniveau relativ niedrig. Stehen wir jedoch unter starkem Stress, so steigt auch unser Anspannungsniveau an. Für jeden Menschen gibt es jedoch eine gewisse Erregungsschwelle, bei deren Überschreiten er mit Angst reagiert. Wir sprechen daher auch von einer sogenannten „Angstschwelle". Wenn wir unter nur geringer Anspannung stehen, so erreichen wir unter normalen Bedingungen diese Angstschwelle nicht oder nur dann, wenn wir kurzfristig starken Belastungen ausgesetzt sind. Befinden wir uns jedoch in einer möglicherweise über Monate anhaltenden intensiven Stresssituation, so ist unser Anspannungsniveau hoch und es reichen schon geringe zusätzliche Belastungen, um die Angstschwelle zu überschreiten. Ein Mensch in einer solchen Situation reagiert dann mit Angst.

Teufelskreis der Angst

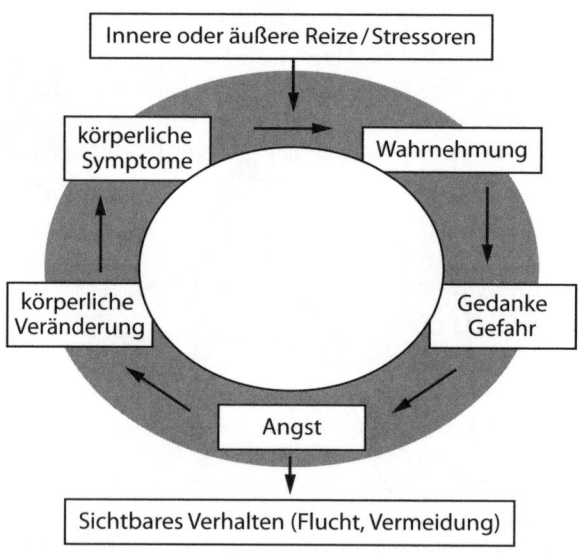

Der Teufelskreis kann an jeder Stelle in Gang gesetzt werden.
Erst der Versuch, die Angst zu unterdrücken, sie nicht mehr erleben zu wollen (sie zu vermeiden), macht normale Angst zu einem Problem und damit zu einer Krankheit.

Abb. 6: **Der Teufelskreis der Angst**
Quelle: ↗ www.depri.ch

Jede Angstreaktion wird aber, wie oben beschrieben, von körperlichen Reaktionen wie Herzklopfen etc. begleitet. Oft nehmen wir zunächst diese körperlichen Reaktionen, die mitunter sehr stark sein können, wahr, ohne sie sofort mit Angst in Verbindung zu bringen.

Panikattacken entstehen dann, wenn man diese körperlichen Reaktionen falsch interpretiert. Man spürt das Herzrasen, die Beklemmungen in der Brust, das Schwitzen und denkt vielleicht: „Oh Gott, was ist das? Jetzt bekomme ich einen Herzinfarkt", verbindet also die Symptome mit Gefahr. Dieser Gedanke macht Angst, was die ohnehin schon vorhandenen körperlichen Symptome verstärkt. Das Herz klopft noch stärker, der Kloß im Hals wird noch größer, was die Vorstellung verstärkt, tatsächlich einen Herzinfarkt zu bekommen.

Auf diese Weise gerät man in einen regelrechten Teufelskreis der Angst. Betroffene versuchen oft, aus der Situation zu flüchten, und weil die Angst so bedrohlich war – manche fürchten sogar, an einem Herzinfarkt zu versterben und rufen den Notarzt –, vermeiden sie beim nächsten Mal vielleicht die Situation, in der diese Angst aufgetreten ist, aus Angst, es könnte wieder passieren. Wenn zum Beispiel diese Angst beim Busfahren oder im Kaufhaus aufgetreten ist, meidet man in Zukunft Geschäfte oder Busfahrten.

Wie kann man Angststörungen behandeln?

Da Angst und Stress eng zusammenhängen, ist eine erste Gegenmaßnahme das Erlernen einer Entspannungsübung, die regelmäßig geübt werden muss (am besten ein- bis zweimal täglich), damit sie wirken kann.

Angststörungen behandelt man, sehr vereinfacht dargestellt, indem man das tut, wovor man Angst hat, und die Angst zulässt. Wenn ich also Angst habe, in ein Kaufhaus zu gehen, weil es dort zu einer Panikattacke kommen könnte, so tue ich genau das: Ich gehe in ein Kaufhaus und setze mich der Angst aus.

Wenn ich mir permanent über etwas Sorgen mache und die Situationen vermeide, die mir Sorgen machen, so lerne ich jetzt, mich den Sorgen zu stellen und die Angst zuzulassen. Wenn ich Angst vor einer Spinne oder vor großer Höhe habe, beschäftige ich mich mit Spinnen oder klettere auf einen hohen Turm.

All diesen Aktionen ist als Ziel gemeinsam, zu lernen, dass das, was ich für (lebens-)bedrohlich halte, nicht wirklich bedrohlich ist. Niemand bekommt einen Herzinfarkt oder stirbt, weil er aus lauter Angst Herzklopfen verspürt. Kleine Spinnen sind nicht bedrohlich (zumindest nicht in unseren Breiten) und von einem gesicherten Turm fällt niemand hinunter, weil er Angst verspürt, es sei denn er klettert über die Absperrung. All diese Ängste sind unbegründet, aber das muss ein von einer Angststörung Betroffener erst wieder lernen. Und das lernt man eben nur, wenn man sich der Angst stellt und sie zulässt. Am Anfang wird man starke Angst verspüren, aber wenn man sich bewusst in diese Angst hineinbegibt, nimmt die Angst nach und nach ab. Man spricht von Habituation oder Gewöhnung.

Je häufiger man sich angstauslösenden Situationen aussetzt, desto schwächer wird die Angst vor der Situation – bis man sich irgendwann angstfrei der Situation aussetzen kann.

Alles Nähere zu einer Angstbehandlung wird Ihnen der Therapeut / die Therapeutin im persönlichen Gespräch erklären.

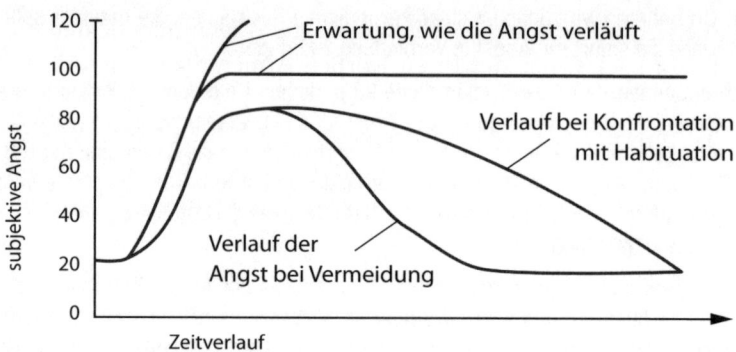

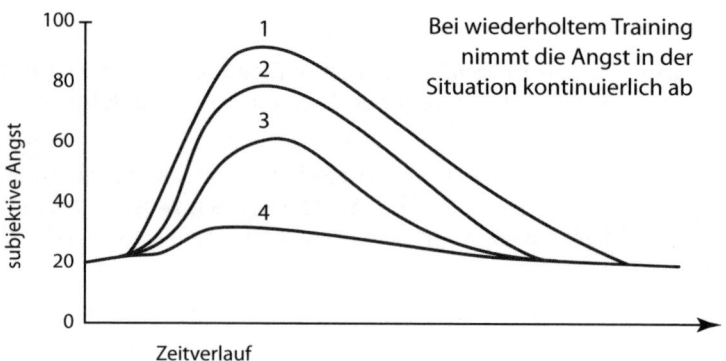

Abb. 7: **Exposition und Habituation**
Quelle: ↗ www.neuro24.de

4.3.3.2 Progressive Muskelentspannung nach Jacobsen – Kurzfassung

1. Setzen Sie sich bequem hin, schließen Sie die Augen und richten Sie die Aufmerksamkeit nach innen auf Ihren Körper. Atmen Sie ruhig und gleichmäßig ein und aus.

2. Ballen Sie nun die rechte Hand zur Faust und führen Sie dabei den Arm zur Schulter. – Spüren Sie die Spannung in Ober- und Unterarm. – Halten Sie die Spannung (etwa fünf Sek.). Beim Ausatmen die Spannung lösen und die Veränderung spüren.

3. Nun ballen Sie die linke Hand zur Faust und führen Sie dabei den Arm zur Schulter. – Spüren Sie die Spannung in Ober- und Unterarm. – Halten Sie die Spannung (etwa fünf Sek.). Beim Ausatmen die Spannung lösen und die Veränderung spüren.

4. Ziehen Sie jetzt die Schulter fest nach oben. Spüren Sie die Spannung in den Schultern und halten Sie die Spannung (ca. fünf Sek.). Die Schultern wieder absenken und die Spannung lösen. Spüren Sie, wie die Schulter sich jetzt anfühlt.

5. Ziehen Sie die Stirn hoch und die Mundwinkel nach hinten. – Spüren Sie die Spannung im Gesicht. Halten Sie die Spannung (ca. fünf Sek.). Lassen Sie die Gesichtsmuskeln los. Spüren Sie die Veränderung.

6. Spannen Sie jetzt den Bauch an, indem Sie den Nabel nach innen ziehen. Halten Sie die Anspannung für einen Moment. Entspannen Sie dann die Bauchdecke wieder und spüren Sie die Veränderung.

7. Spannen Sie danach die Po-Muskulatur an, so als wollten Sie mit den Muskeln Ihrer beiden Gesäßhälften eine Nuss knacken. Halten Sie die Spannung für ca. fünf Sekunden. Entspannen Sie Ihre Gesäßmuskulatur wieder und spüren Sie die Veränderung.

8. Drücken Sie nun die Ferse des rechten Fußes fest auf den Boden und spüren Sie, wie sich die Oberschenkelmuskulatur anspannt. Halten Sie die Anspannung für einen Moment und entspannen Sie danach wieder Ihre Muskulatur. Spüren Sie die Veränderung.

9. Nun drücken Sie die Ferse des linken Fußes fest auf den Boden und spüren Sie, wie sich die Oberschenkelmuskulatur anspannt. Halten Sie die Anspannung für einen Moment und entspannen Sie danach wieder Ihre Muskulatur. Spüren Sie die Veränderung.

10. Jetzt ziehen Sie die Fußspitze des rechten Beines hoch in Richtung Schienbein. Spüren Sie, wie sich die Muskulatur des linken Unterschenkels anspannt. Halten Sie die Spannung für einen Moment, setzten Sie die Fußspitze wieder ab und spüren Sie die Entspannung der Unterschenkelmuskulatur.

11. Nun ziehen Sie die Fußspitze des linken Beines hoch in Richtung Schienbein. Spüren Sie auch hier, wie sich die Unterschenkelmuskulatur anspannt. Halten Sie die Spannung für einen Moment, setzten Sie die Fußspitze wieder ab und spüren Sie die Entspannung der Unterschenkelmuskulatur.

12. Beenden Sie jetzt die Entspannung, indem Sie langsam rückwärts von fünf bis eins zählen. Recken und strecken Sie sich, öffnen Sie die Augen und kommen Sie mit Ihrer Aufmerksamkeit wieder zurück in diesen Raum.

4.3.3.3 Atementspannung bei Angst

Vorbemerkung: Die meisten Vorgänge in unserem Körper (wie Herzschlag, Verdauung, Harnproduktion etc.) können wir willentlich nicht beeinflussen. Eine Ausnahme ist die Atmung, die wir in Grenzen steuern können. Da sich die Atmung ihrerseits auf die Herzfrequenz auswirkt, haben Sie sogar die Möglichkeit, durch langsames Atmen Ihren Herzschlag zu drosseln bzw. durch schnelles Atmen ihn zu beschleunigen. Angst und Panik sind meist mit „Herzklopfen" bzw. „Herzrasen" und raschen, flachen Atemzügen verbunden. Nutzen Sie diesen Zusammenhang, indem Sie Ihren Organismus durch gezieltes ruhiges Atmen in einen entspannteren Zustand versetzen. Beachten Sie dabei die nachfolgenden Tipps[18]:

1. Menschen atmen normalerweise acht- bis zwölfmal pro Minute ein und aus. Achten Sie besonders in Angstsituationen darauf, nur sechsmal oder sogar noch weniger pro Minute zu atmen. Sie werden angenehm überrascht sein, wie beruhigend dies unmittelbar wirkt. Indem Sie sich auf die Atmung konzentrieren, lenken Sie sich zugleich von inneren und äußeren Angstreizen (bzw. ängstigenden Gedanken) ab.

2. Bemühen Sie sich vor allem um eine verhältnismäßig lange und tiefe Ausatmung, denn diese Phase bringt die eigentliche Entspannung. Die Ausatmung sollte möglichst doppelt so lange dauern (wenn nicht sogar dreifach so lange) wie die Einatmung. Unterstützen Sie sich, indem Sie innerlich beim Ausatmen doppelt so lange mitzählen als beim Einatmen.

3. Atmen Sie möglichst immer durch die Nase ein. Wenn Sie die Luft bei geschlossenem Mund gleichsam „einschnüffeln" (schnuppern, riechen), unterstützen Sie automatisch die (gesündere) Bauchatmung. Ein weiterer Trick zur Förderung der Bauchatmung besteht darin, die Arme hinter dem Kopf zu verschränken (und so die Brustatmung gleichsam einzufrieren). Das „Einschnüffeln" vermittelt zudem das Gefühl, ganz durchatmen zu können.

---

18 Modifiziert nach Morschitzky (1998): „Angststörungen".
Mück (2002): „Angst wegatmen – Hinweise zur Atementspannung"; ↗ www.dr-mueck.de.

4. Unterstützen Sie die Nasenatmung mit einem für Sie angenehmen realen oder fantasierten Duft. Tragen Sie ein Duftfläschchen (Neroli, Minze) mit sich und riechen Sie in Angstsituationen daran.

5. Setzen Sie beim Ausatmen die „Lippenbremse" ein. Bei dieser entweicht die Luft durch die leicht geschlossenen bzw. minimal geöffneten Lippen. Die „Lippenbremse" verlangsamt die Ausatmung und fördert wesentlich die Entspannung. Verbinden Sie das Ausatmen mit einem Geräusch (wie „pfff", „uuu", „oouumm"). Stellen Sie sich beim Ausatmen vor, eine wohlschmeckende warme Flüssigkeit aufzunehmen, und spüren Sie, wie diese Ihren Magen erwärmt.

6. Lassen Sie nach dem Ausatmen einen Moment der „Atemstille" zu, bis Ihr Körper wieder nach Einatmung verlangt. Halten Sie nach dem Einatmen nicht die Luft an, sondern wechseln Sie nahtlos zur Ausatmung über.

7. Stellen Sie sich beim Einatmen vor, dass Sie mit dem Atemstrom Kraft und Energie (Sauerstoff) tanken und beim Ausatmen Verbrauchtes, Belastendes und Ängstigendes abwerfen. Finden Sie eine für Sie passende Formel, mit der Sie das Ein- uns Ausatmen begleiteten (wie: „Mit jedem Atemzug gewinne ich mehr Energie und Selbstvertrauen", „Mit jedem Ausatmen gebe ich etwas Angst, Anspannung und Schmerz ab").

8. „Erden" Sie sich: Stellen Sie sich mit leicht gegrätschten und etwas gebeugten Beinen (federnd wie beim Skifahren) flach und sicher auf den Boden. Spüren Sie beim Ausatmen, wie das Gewicht Ihres Körpers über die Füße auf den Boden drückt und Ihnen so Halt verleiht. Stellen Sie sich beim Einatmen vor, Kraft und Energie aus der Erde aufzunehmen. Spüren Sie, wie Sie von der Erde getragen werden. Diese Übung wirkt sehr gut Schwindel und Ohnmachtsängsten entgegen.

9. Verbinden Sie das Ausatmen mit entspanntem Seufzen und Stöhnen. Stöhnen Sie alles weg, was Sie hemmt, belastet und blockiert.

10. Singen Sie Ihr Lieblingslied, wenn Ihnen die bisherigen Tipps zu technisch und schwierig klingen. Der Gesangsrhythmus normalisiert automatisch Ihre Atmung. Wer singt, muss vor allem ausatmen! Vielleicht verstehen Sie jetzt, warum manche Kinder singen, wenn Sie Angst haben.

4.3.3.4 Arbeitsblatt: Teufelskreismodell – Zusammenhang zwischen Angst und Stress

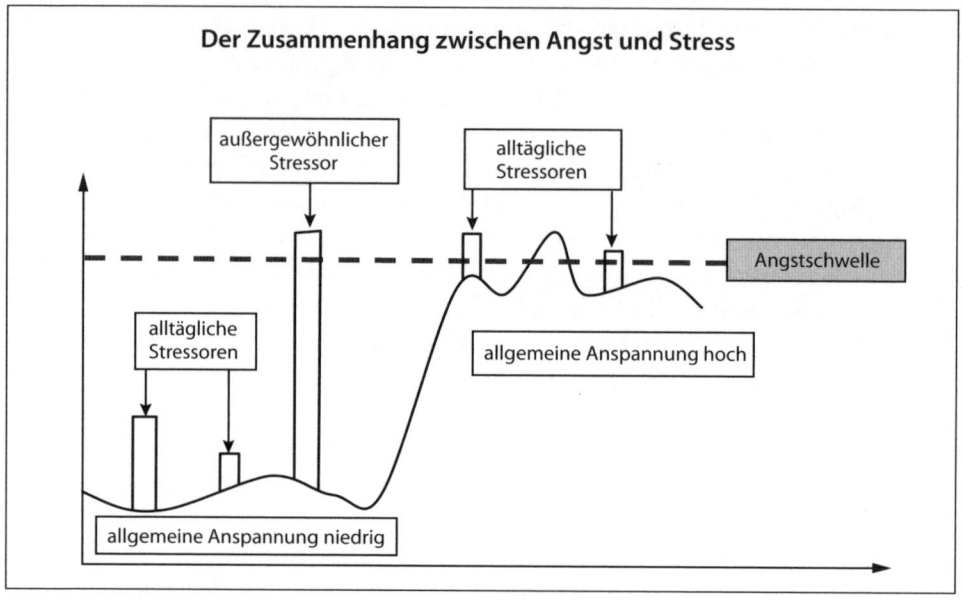

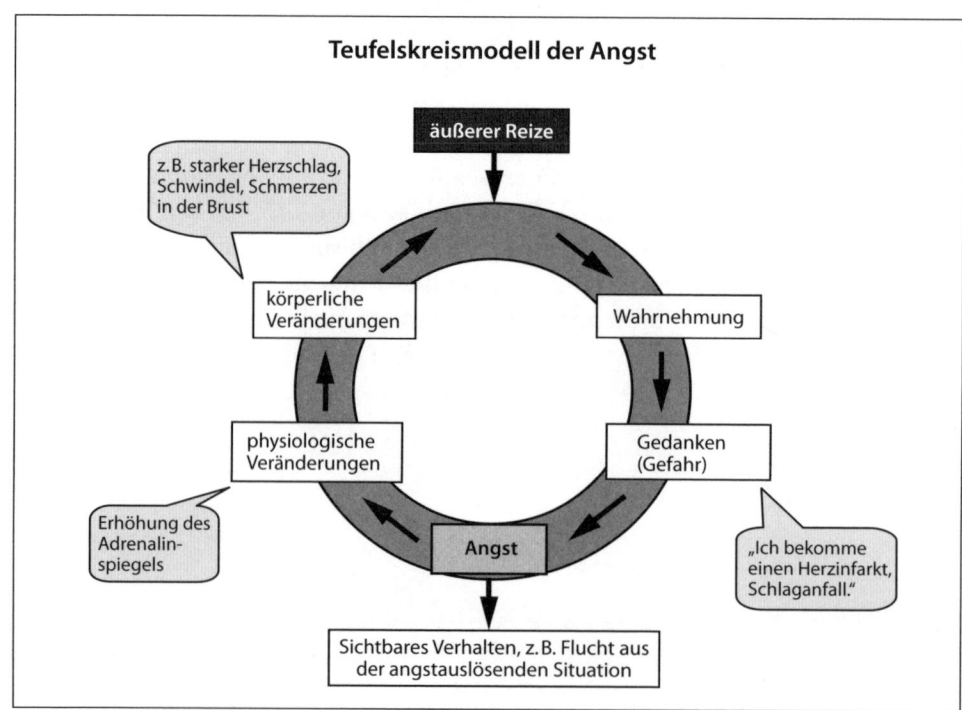

4.3.3.5 Angstverlaufskurven

Angstverlaufskurve bei Flucht aus der angstauslösenden Situation:

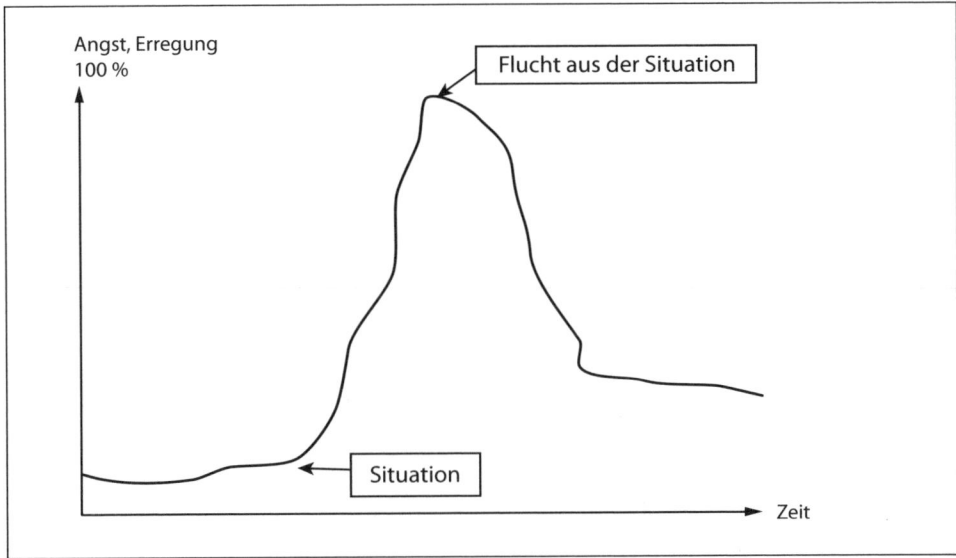

Angstverlaufskurve, wenn man sich der Angst stellt:

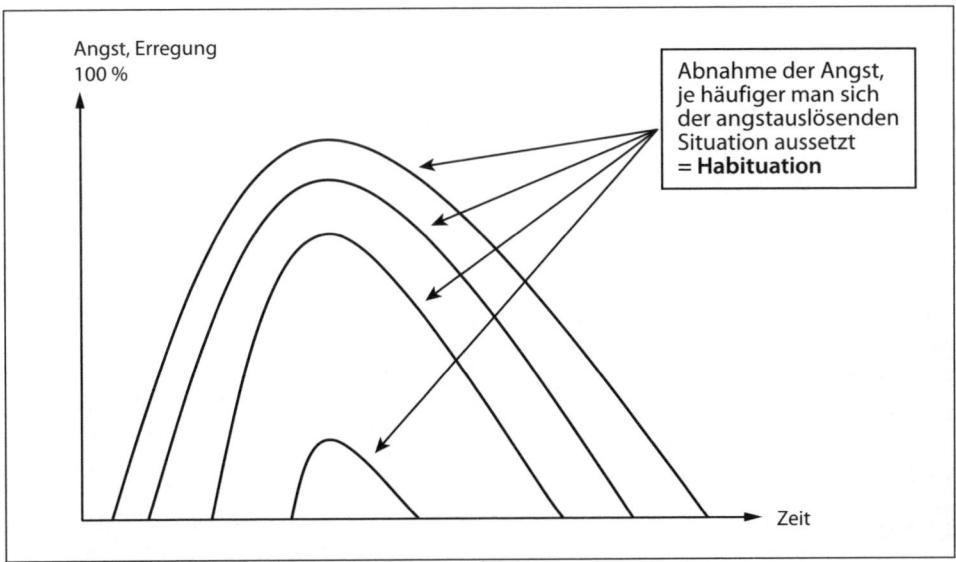

4.3.3.6 Angsttagebuch[19]

Angsttagebuch

Datum	Dauer der Angstattacke Uhrzeit: von ...... bis	Situation In welcher Situation waren Sie während der Attacke?	Auslöser der Angst Gedanken, körperliche Reaktion, Bewegung	Paniksymptome (die ersten vier, s. u.)	Intensität Skala von 1 bis 10: keine Angst bis Panik	Negative Gedanken Was haben Sie als Reaktion auf die Panik gedacht (wortwörtlich)?	Folgen Was haben Sie gemacht?

Paniksymptome:

1. Herzklopfen
2. Schwitzen
3. Schwindelgefühle
4. Kloßgefühl im Hals
5. Druck auf bzw. Schmerzen in der Brust
6. Erstickungsgefühle / Atemnot
7. Übelkeit
8. Harndrang / Durchfall
9. Tunnelblick
10. Flimmern vor den Augen

---

19   In Anlehnung an: Schmidt-Traub (2008): „Panikstörung und Agoraphobie", S. 73.

4.3.3.7 Sorgentagebuch

Sorgentagebuch								
Datum	**Dauer** Uhrzeit: von ...... bis	**Situation, in der Sie sich Sorgen machen**	**Was befürchten Sie? Worüber machen Sie sich Sorgen?**	**Intensität der Angst** 0 bis 100 % keine bis große Angst	**Was tun Sie als Folge Ihrer Sorgen?**			

4.3.3.8 Hinterfragen von Sorgen[20]

Sorgen: Worüber machen Sie sich Sorgen? Was befürchten Sie? Was macht Ihnen Angst

_____

_____

_____

_____

Wie sehr sind Sie davon überzeugt, dass diese Sorgen berechtigt sind? _____ %

Welche Gefühle beschäftigen Sie, wenn Sie diese Sorgen haben?

_____

_____

_____

_____

Realitätsüberprüfung: Was spricht dafür, dass diese Sorgen berechtigt sind? Gibt es handfeste Beweise dafür, dass Ihre Sorgen berechtigt sind? Wie sehen diese Beweise aus? Wie wahrscheinlich ist es, dass alles so schlimm wird? Könnte es auch ganz anders kommen?

_____

_____

_____

_____

_____

_____

_____

20 In Anlehnung an das Anti-Sorgen-Formular von ↗ www.zeitzuleben.de.

Ist das, was Sie befürchten, worüber Sie sich Sorgen machen, jemals eingetroffen? In wie viel Prozent der Fälle? Wie oft ist es nicht eingetroffen?

_____

_____

_____

_____

Wirkung der Sorge: Können Sie mit Ihrer Sorge verhindern, dass das Befürchtete eintrifft? Nutzt Ihre Sorge etwas oder erschwert sie nur Ihren Alltag?

_____

_____

_____

_____

Der schlimmste Fall: Wenn das Befürchtete tatsächlich eintreten sollte: Würde es Ihr Leben für immer zerstören oder könnten Sie irgendwie damit umgehen, auch wenn es schwer oder schmerzlich sein sollte? Wie würden Sie damit umgehen, was würden Sie tun?

_____

_____

_____

_____

Gegenbeweise: Gibt es Belege / Argumente, die gegen die Richtigkeit / Berechtigung Ihrer Sorgen sprechen?

_____

_____

_____

_____

Für wie wahrscheinlich halten Sie es, dass diese Belege / Argumente richtig sind? _____ %

Wie ändern sich Ihre Gefühle, wenn Sie die Argumente gegen die Richtigkeit der Sorge annehmen? Welche neuen Gefühle haben Sie dann?

_____

_____

_____

_____

Nutzen / Vorteil der Sorge: Auch wenn Ihnen diese Frage jetzt vielleicht seltsam vorkommt: Welchen Vorteil ziehen Sie aus Ihrer Besorgnis? Wo hilft sie Ihnen? Was müssten Sie tun oder lassen, wenn Sie auf diese Sorge verzichten würden?

_____

_____

_____

_____

Gründe, sich der Angst zu stellen: Welche Gründe haben Sie, sich dieser Sorge, dieser Angst oder diesem Zweifel zu stellen? Was haben Sie davon? Was wäre der Vorteil, wenn Sie das tun würden?

_____

_____

_____

_____

Gründe, die Angst loszulassen: Wie wäre Ihr Leben ohne diese Sorge, diese Angst oder diesen Zweifel? Inwiefern schaden Sie sich mit diesen Gedanken selbst? Wie würden Sie sich wohlfühlen, wenn Sie frei von diesen Gedanken wären?

_____

_____

_____

_____

5. Symptomübergreifende Therapiemethoden

5.1 Problemlösetechniken

Die Steigerung der Problemlösefähigkeit beim Patienten ist wichtiges Ziel in der Behandlung vieler psychischer Störungen. Ziel ist es, den Patienten in die Lage zu versetzen, auf von ihm als Problem wahrgenommene stressauslösende oder allgemein symptomauslösende Faktoren besser reagieren und diese lösen zu können. Besonders bei depressiven Patienten kann so das Gefühl der Selbstwirksamkeit erhöht werden.

Es gibt verschiedene Varianten, einen Problemlöseprozess zu initiieren. Die Formen der Problemlösung unterscheiden sich unter anderem dadurch, ob es um eher sachliche Probleme geht oder um Probleme im zwischenmenschlichen Bereich, die durch Eigenheiten der Person selbst, die das Problem lösen will, oder durch die Eigenheiten einer anderen Person mitbedingt sind. Bei Unfallpatienten können beide Problembereiche angesprochen sein. Probleme können sich ergeben, weil Patienten aufgrund von Verletzungen einen Beruf nicht mehr ausüben können und sich neu orientieren müssen, weil finanzielle Engpässe aufgrund nicht zahlender Versicherungen entstehen etc. Es können aber auch Probleme auf partnerschaftlicher Ebene und im Freundes- und Bekanntenkreis eine Rolle spielen, die durch Verletzungen und den Umgang des Patienten oder seiner Freunde damit zustande kommen.

5.1.1 Das Problemlösetraining nach D'Zurilla und Goldfried

Dieses Problemlösetraining besteht aus folgenden Stufen:

⋯⟩ *Allgemeine Orientierung:*
Die allgemeine Orientierung soll den Patienten befähigen, Probleme als Herausforderung und weniger als Bedrohung anzusehen, und ihn motivieren, aktiv an einer Lösung des Problems mitzuarbeiten.

⋯⟩ *Problembeschreibung:*
Das Problem wird so präzise und exakt wie möglich beschrieben. Dazu gehören alle Informationen, die zum Verständnis des Problems wichtig sind, sowie die objektiv negativen und positiven Aspekte des Problems (Chancen, Risiken).

···⟩ *Erstellen von Lösungsmöglichkeiten / Alternativen:*
Im Rahmen eines Brainstormings werden so viele Lösungsmöglichkeiten wie möglich gesucht. Auf dieser Stufe des Problemlöseprozesses unterbleibt eine Bewertung des Problemlösungsweges. Es können auch Kombinationen aus mehreren Lösungswegen entwickelt werden.

···⟩ *Auswahl einer Alternative / Treffen einer Entscheidung:*
Die gefundenen Lösungswege werden anhand ihrer positiven und negativen kurz- und langfristigen Konsequenzen bewertet und daraufhin untersucht, ob sie wirklich zielführend für die Lösung des Problems sind.

···⟩ *Anwendung und Ergebnisüberprüfung:*
Der gewählte Lösungsweg wird nun in der Praxis angewendet und es wird überprüft, ob sich das Problem in die gewünschte Richtung verändert. Sollte dies nicht der Fall sein, müssen gegebenenfalls noch einmal eine oder mehrere Stufen des Prozesses wiederholt werden.

5.1.2 Problemlöseprozess bei Problemen vorwiegend im zwischenmenschlichen Bereich[21]

Probleme sind dazu da, um gelöst zu werden. Manchmal wissen wir nur nicht, wie wir an die Sache herangehen sollen. Das nachfolgende Formular kann Sie hierbei ein bisschen unterstützen. Sie finden dort verschiedene Fragen, durch deren Beantwortung Sie der Lösung Ihres Problems Schritt für Schritt näher kommen können.

Zu den einzelnen Fragen auf dem Formular haben wir hier noch einige Erläuterungen:

Problembeschreibung – Mit dieser Frage beschreiben Sie zunächst einmal für sich selbst das Problem. Hier geht es um eine möglichst genaue Analyse, also darum,
···⟩ was nicht stimmt,
···⟩ welche konkreten negativen Folgen dieses Problem für Sie hat und
···⟩ wie es sich genau äußert.

Das Aufschreiben der Konsequenzen hilft Ihnen einerseits dabei, das Problem möglichst genau zu erfassen, und andererseits baut es viel Motivation auf, es zu lösen, wenn man sich einmal die Auswirkungen gesammelt vor Augen führt.

Positive Absicht – Auch wenn es den meisten Menschen recht schwer fällt, diesen Gedanken zuzulassen, so steht hinter den meisten unserer Probleme eine gute Absicht. In der Regel entstehen Probleme nicht einfach so (mit Ausnahme von Prob-

---

21   © Ralf Senftleben, ↗ http://www.zeitzuleben.de/2922-problemlosungs-formular/

lemen wie Verletzungsfolgen, plötzlichem Arbeitsplatzverlust durch Konkurs einer Firma etc. – davon ist hier jetzt nicht die Rede, aber sehr wohl von Problemen in Beziehungen, mit Kollegen, im Umgang mit anderen, teilweise auch im finanziellen Bereich, auf der Arbeit etc.). Wir haben meistens einen guten Grund dafür, warum wir ein Problem entwickelt haben, bzw. häufig beschert uns das Problem neben allem Ärger auch einen Nutzen (den wir oft nur nicht sehen). Und weil diese positive Absicht problemstabilisierend wirkt, müssen wir dahinterkommen, was uns ein Problem an Nutzen bringt, und uns dann überlegen, wie wir genau das auf eine für uns gesündere bzw. bessere Art erreichen können.

Beispiel:
Jemand kann nicht Nein sagen, wenn er um einen Gefallen gebeten wird, auch wenn er überhaupt keine Zeit hat und eigene dringende Aufgaben immer liegen bleiben. Dieser Mensch hat als Kind erfahren, dass er nur dann akzeptiert und angenommen wird, wenn er alles macht, was von ihm verlangt wird, und dass er bestraft wird, wenn er es nicht tut. Auch als Erwachsener glaubt er bis heute, die Anerkennung und Akzeptanz der anderen zu verlieren, wenn er nicht allen Forderungen der anderen zustimmt. Die positive Absicht seines „Problems" ist, ihn vor Ablehnung zu schützen.

Wunderfrage – Bei der sogenannten „Wunderfrage" überlegen Sie sich, wie es wäre, wenn Sie das Problem nicht mehr hätten. Diese Überlegung verändert Ihren Fokus. Sie schauen nicht mehr nur auf das Problem, sondern Sie befassen sich schon direkt mit der Lösung. Und das mobilisiert Kräfte und neue Ideen.

Lerneffekt – Nichts ist nur schlecht, auch unsere Probleme nicht. Aus jedem Problem können wir etwas lernen und Probleme bringen uns dazu, aus uns heraus zu wachsen. Wenn wir das verstehen, können wir einfacher mit Schwierigkeiten umgehen.

Außenblick – Manchmal haben wir einen regelrechten „Tunnelblick" entwickelt, was unsere Probleme angeht. Hier hilft es, hin und wieder auch die Perspektive zu wechseln und uns zu überlegen, was jemand anderes in unserer Situation dazu sagen würde. Ein Außenblick hilft uns, andere Lösungsideen zu entwickeln.

Lösungsideen sammeln – Für jedes Problem gibt es mehr als einen Weg, es zu lösen. Leider versuchen wir es aber oft mit der erstbesten Lösung, die uns einfällt. Da das Naheliegendste nicht immer das Beste ist, ist es sehr nützlich, sich für möglichst viele verschiedene Lösungsansätze zu öffnen. Und hier sammeln Sie unzensiert möglichst viele Ideen, um dann die beste auswählen zu können.

Zielformulierung – Ihr Ziel ist es, das Problem zu lösen. Aber wie genau sieht diese Lösung aus? Je klarer Ihr Bild von diesem Zielzustand ist, desto einfacher wird es

Ihnen fallen, das Ziel auch zu erreichen. Deswegen formulieren Sie mit dieser Frage Ihr Ziel so genau wie möglich.

Schritte – Noch wichtiger als eine klare Zielformulierung ist es, dass Sie auch praktisch etwas dafür tun, Ihr Problem zu lösen. Deswegen planen Sie mit dieser Frage ganz konkret die nächsten drei Schritte. Dabei geht es nicht darum, schon die komplette Lösung im Kopf zu haben. Dieser Anspruch ist oft zu groß. Entscheidend ist, dass Sie sich umsetzbare Dinge vornehmen, mit denen Sie heute beginnen können.

Formular: Der Problemlösungsprozess[22]

Problembeschreibung: Was ist das Problem? Wann und wo tritt es auf? Wie genau äußert sich das Ganze in meinem Leben? Welche negativen Folgen (Lebensqualität, gefühlsmäßig, persönlich, familiär, beruflich, finanziell) zieht das Problem in meinem Leben nach sich?

_____

_____

_____

_____

_____

Eine harte, aber wichtige Frage! Positive Absicht: Welche Vorteile ziehe ich vielleicht aus dem Problem? Wovor könnte mich diese Sache schützen? Was bekomme ich möglicherweise von anderen, weil ich dieses Problem habe? (Stellen Sie ruhig Vermutungen an.)

_____

_____

_____

_____

_____

Wunderfrage: Was würde sich ändern, wenn sich das Problem über Nacht wie durch ein Wunder gelöst hätte? Wie würde ich mich dann fühlen? Was würde ich dann tun? Und was lassen?

_____

_____

_____

_____

---

22 © Ralf Senftleben, ↗ http://www.zeitzuleben.de/2922-problemlosungs-formular/

Lerneffekt: Was ist trotz allem gut an diesem Problem? Was kann ich daraus lernen? Inwiefern hilft es mir, mich weiterzuentwickeln?

_____

_____

_____

_____

_____

Außenblick: Was würde ich jemandem raten, der mit so einem Problem zu mir kommen würde? Was würden mir Einstein, Gandhi, Mutter Theresa, Albert Schweitzer oder eine andere weise, bewundernswerte Person raten, wie ich mit dem Problem umgehen soll?

_____

_____

_____

_____

_____

Lösungs-Ideen: Welche Möglichkeiten fallen mir spontan ein, das Problem zu lösen? (Sammeln Sie im Brainstorming so viele Ideen wie möglich, auch unrealistische oder verrückte Einfälle. Fragen Sie hier ruhig auch andere nach Ideen.)

_____

_____

_____

_____

_____

Zielformulierung: Was will ich anstelle des Problems? Wie genau soll es sein? Woran konkret merke ich, dass mein Problem gelöst ist? In welchen Situationen würde ich es merken, dass das Problem keines mehr ist? Was würde ich dann tun? Wie würde ich mich dann fühlen? Was würde ich dann sagen? Was würde ich dann denken in dieser Situation?

_____

_____

_____

_____

_____

Schritte: Was könnten drei kleine, konkrete und praktische Schritte sein, um mich auf mein Ziel zuzubewegen? (Wenn diese getan sind, planen Sie die nächsten drei Schritte.)

_____

_____

_____

_____

_____

5.2 Arbeit mit Ressourcen

Bei Unfallpatienten, vor allem bei schwer verletzten Unfallpatienten, fallen häufig bestimmte Lebensbereiche weg, die für den Patienten zuvor wichtig waren. Dabei kann es sich um einen Beruf handeln, der aufgrund bleibender Schäden durch die Verletzungen nicht mehr ausgeübt werden kann, oder um Sportarten oder sonstige Hobbys. Auch wichtige Lebenspläne können vielleicht nicht mehr verwirklicht werden (z. B. Kinder bekommen).

Zur Bewältigung der veränderten Lebenssituation benötigt der Patient auch die Rückbesinnung auf eigene Stärken und / oder das Erlangen von Ressourcen.

Dazu gehören Aspekte wie:
- Herauszufinden, was der Patient besonders gut kann: Was sind seine Stärken?
- Nimmt er seine Stärken wahr? Wenn nein: Wie kann er dazu gebracht werden?
- Wo ist er begeisterungsfähig?
- Welche Lebensträume hat er?
- Wofür lohnt es sich zu kämpfen?
- Welche Vorbilder hat er?
- Wo hat er schon Probleme erfolgreich bewältigt? Wie hat er das gemacht?
- Wo ist er genussfähig? Wo kann er es wieder werden?
- Wie findet er Ruhe und Entspannung?

Im Folgenden finden Sie eine Übung zur Ressourcenaktivierung.

Verankerung von Ressourcen[23]

1. In welcher Lebenssituation, die Sie gegenwärtig herausfordert oder belastet, möchten Sie anders denken, fühlen oder sich anders verhalten, als Sie es bisher getan haben?

   _____

   _____

2. Welchen Teil dieser Lebenssituation finden Sie besonders schlimm oder belastend?

   _____

3. Wenn Sie an diesen besonders belastenden Bereich denken: Wie belastend fühlt er sich für Sie an auf einer Skala von 0 (gar nicht belastend) bis 10 (sehr stark belastend)? _____

4. Was würden Sie in dieser Situation gerne können, fühlen und über sich selber glauben / denken?

   Gewünschtes Verhalten: _____

   Gewünschtes Gefühl: _____

   Gewünschter Glaube / Gedanke über sich selbst: _____

5. Wenn Sie an diese Situation denken, welche Fähigkeiten oder Stärken benötigen Sie?

   1. _____

   2. _____

   3. _____

6. Gab es eine Situation in der Vergangenheit, wo Sie bereits das gewünschte Gefühl, das gewünschte Verhalten oder den gewünschten Gedanken über sich selbst ganz oder teilweise zeigten oder hatten?

   _____

7. Gibt oder gab es in Ihrem Leben Menschen, die die gewünschten Fähigkeiten oder Stärken verkörpern, besitzen oder die ein Beispiel für Sie sein könnten, wie man es anders machen kann, als Sie es bisher gemacht haben? Gibt es über Ihr Umfeld hinaus Menschen (Politiker, Schauspieler, Sportler, religiöse Führer etc.) oder Romanfiguren, Figuren aus dem Märchen oder aus einem Film, die als Modell für Sie dienen können?

   _____

   _____

---

23 Nach A.M. Leeds (2003, 2004). Übersetzung und Adaption: A. Schneider (2010).

8. Von welchem Menschen in Ihrer Umgebung würden Sie gerne dahingehend bera-
ten werden, so zu denken, zu fühlen oder zu handeln, wie es das Beste für Sie ist?
Denken Sie dabei an Freunde, Verwandte, Lehrer, Haustiere etc., durch die Sie sich ermutigt
oder gestärkt fühlen, oder an spirituelle Führer oder sonst irgendjemanden, der Ihnen Hoff-
nung oder Stärke gibt.

_____

_____

_____

9. Lassen Sie jetzt ein Bild oder Symbol aus dieser Situation oder von der vorgestellten Person
oder dem Tier in sich aufsteigen, von der / dem, die / das am besten das gewünschte Verhalten, Gefühl oder die gewünschte Fähigkeit repräsentiert.

Vorgestellte Situation / Person / Tier:

_____

_____

10. Wenn Sie sich jetzt auf dieses Bild oder Symbol, die Situation oder Person konzentrieren: Was
hören Sie? Was sehen Sie? Was riechen Sie? Was spüren Sie in Ihrem Körper. Welche Gefühle
steigen in Ihnen auf. Wo spüren Sie diese Gefühle in Ihrem Körper?

Bilder: _____

Geräusche, andere Wahrnehmungen: _____

Gefühle: _____

Körperwahrnehmungen: _____

11. Wenn Sie sich jetzt auf das Bild oder Symbol, Tier etc. mit den dazugehörigen Wahrnehmungen konzentrieren, wie verändert sich Ihr Gefühl?

_____

12. Welche Gedanken oder Worte über sich selbst sind mit der Situation, dem Bild, der Person
etc. verbunden? Versuchen Sie, einen möglichst positiven Satz oder eine möglichst positive
Einstellung zu sich selbst zu finden. Am besten ist ein Satz mit: „Ich bin ..."

_____

13. *Bei Personen als Modell für die Ressource:* Stellen Sie sich jetzt möglichst lebendig die Person
oder das Tier oder die Figur vor, die die gewünschte Fähigkeit oder Stärke besitzt bzw. die so
ist, wie Sie gerne wären. Wenn Sie mögen, stellen Sie sich vor, wie Sie in den Körper dieser
Person oder dieses Tieres eintreten und mit ihr / ihm verschmelzen, sodass Sie durch deren
Augen sehen und so handeln, fühlen und denken können, wie diese Person oder das Tier.

14. *Bei unterstützenden Figuren (Märchenwesen, Feen, Engel etc.):* Stellen Sie sich vor, das unterstützende Wesen steht neben Ihnen und gibt Ihnen, was Sie brauchen. Stellen Sie sich vor, das Wesen würde genau wissen, was es zu Ihnen sagen muss und was Sie hören müssen. Stellen Sie sich vor, Sie erhalten eine stärkende, beruhigende Berührung in genau der Weise, die Sie benötigen.

15. *Bei symbolischen / metaphorischen Ressourcen:* Stellen Sie sich das Symbol vor. Stellen Sie sich vor, wie Sie es in der Hand halten, wie Sie von diesem Symbol umgeben sind. Stellen Sie sich vor, wie Sie es einatmen.

    Wo spüren Sie das positiv in Ihrem Körper?

    _____

Zukunftsprojektion:

16. Stellen Sie sich nun vor, dass Sie in der Lage sind, so zu handeln, zu denken oder zu fühlen, wie Sie sich das wünschen, wenn Sie in der Zukunft mit der problematischen Situation konfrontiert werden.

17. *Bei Personen oder Tieren als Modell:* Sehen und hören Sie sich selbst, wie Sie so handeln wie die Person oder das Tier, die / das die gewünschten Fähigkeiten oder Stärken besitzt. Wenn Sie mögen, stellen Sie sich vor, wie Sie mit dem Körper dieser Person oder dieses Tieres verschmelzen, sodass Sie durch seine / ihre Augen sehen können und fühlen können, wie es ist zu handeln, zu fühlen und zu denken wie diese Person oder dieses Tier.

18. *Bei unterstützenden Wesen (Feen, Engel etc.):* Stellen Sie sich vor, dass Sie, wenn Sie das nächste Mal mit der belastenden oder problematischen Situation konfrontiert sind, in Kontakt mit dem unterstützenden Wesen stehen. Hören Sie, wie dieses Wesen Ihnen genau das sagt, was Sie brauchen.

19. *Bei Symbolen:* Sehen oder fühlen Sie in der belastenden Situation das Symbol genau in der Weise, in der Sie es benötigen.

20. Wenn Sie sich jetzt erneut vorstellen, in Zukunft irgendwann in der belastenden oder herausfordernden Situation zu sein: Wie hilfreich werden die genannten Ressourcen (die gewünschten Ressourcen des Patienten hier aufzählen) für Sie sein auf einer Skala von 1–7, wo 1 gar nicht hilfreich und 7 extrem hilfreich bedeutet. _____

21. Stellen Sie sich erneut vor, in Zukunft in der belastenden Situation zu sein, und denken Sie dabei an die von Ihnen genannten Fähigkeiten oder Stärken: Wie belastend fühlt es sich für Sie an auf einer Skala von 0–10, wenn 0 keine Belastung und 10 die maximal vorstellbare Belastung darstellt? _____

5.3 Sonstiges

Schmerzwaage[24]

Setzen Sie sich bequem hin oder legen Sie sich auf Ihr Bett. Wenn Sie verletzt oder sonst krank sind und im Bett liegen müssen, versuchen Sie die Stellung zu finden, in der die Schmerzen noch vergleichsweise erträglich sind. Versuchen Sie, sich zu entspannen, und stellen Sie sich innerlich eine altmodische Waage vor, aus Metall, mit einem großen, beweglichen Zeiger. Malen Sie sich die Waage so aus, dass sie Ihrem Geschmack vollkommen entspricht. Der Zeiger bewegt sich auf einer Gewichtsskala von 0 bis 1000 Gramm. In der einen Waagschale ist nun der Schmerz gelagert. Dieser drückt mit seinem Gewicht die „Schmerzschale" so stark herunter, dass der Zeiger das Ausmaß von Schmerzen anzeigt, das Sie gegenwärtig empfinden, also z. B. 400 Gramm. Durch Belastung der anderen Waagschale kann nun der „Schmerzdruck" so weit ausgeglichen werden, dass der Zeiger auf Null zurückgeht. Dazu steht Ihnen eine Anzahl von Gewichten zur Verfügung, jeweils 10 Gramm, 50 Gramm, 100 Gramm, die Sie in die Entlastungsschale legen können. Wenn Sie kleine Gewichte wählen, gehen Sie in kleinen Schritten vor und mildern den Schmerzdruck immer um einige Grade. Lassen Sie die Gewichte zunächst beiseite und drücken Sie auf die Schale mit Ihrer bevorzugten Hand, Linkshänder also mit der linken und Rechtshänder mit der rechten Hand. Wenn Sie verletzt sind oder behindert, nehmen Sie den Körperteil, mit dem Sie vergleichsweise am besten handeln oder sich verständlich machen können: ein Bein, eine Drehung des Kopfes, die Augen, Ihren Mund oder Ihre Zähnen. Drücken Sie jetzt bitte die Schmerzwaage ganz langsam herunter, beobachten Sie den Zeiger und drücken Sie so lange, bis der Zeiger entweder auf Null steht oder bis er zumindest deutlich gegen Null geht.

Wenn Sie jetzt auf Ihre körperlichen Schmerzen achten, können viele Personen feststellen, dass auch der Schmerz im gleichen Maße abnimmt, wie die „Schmerzwaage" steigt und der Zeiger sich der Nulllage nähert. Meist bedarf es dazu wiederholter Übungen. Finden Sie heraus, ob Ihre Schmerzwaage besser in großen oder kleinen Schritten funktioniert. Wenn Sie nicht die Null erreichen, ist schon viel gewonnen, wenn Sie eine zeitweilige Abnahme der Schmerzen erzielen, um 10 Gramm, 50 oder sogar um 100 Gramm. Falls Sie ein Schmerzmittel einnehmen, legen Sie es einfach mit in die Waagschale und beobachten Sie, wie stark nach Einnahme der Medikamente das Schmerzgewicht absinkt. Natürlich können Sie auch Ihre seelischen Schmerzen auf die Schmerzwaage legen und beobachten, wie diese abnehmen, wenn Ihnen zum Beispiel ein Beruhigungsmittel verschrieben wurde. Sie können die schmerzstillende Wirkung der Waage vorübergehend durch Medika-

---

24 Gottfried Fischer, Neue Wege aus dem Trauma: erste Hilfe bei schweren seelischen Belastungen © Patmos Verlag der Schwabenverlag AG, Ostfildern, 7. Auflage 2011, S. 59 f.

mente unterstützen. Idealerweise werden Sie deren Wirkung schrittweise durch Ihre eigene Kraft und Energie ersetzen können und nach einiger Zeit keine Mittel mehr benötigen.

Wenn Sie Ihr „Zielgewicht" auf der Schmerzwaage erreicht haben, ersetzen Sie den Druck Ihrer Hand durch die vorhandenen Gewichte. Sie legen also ebenso viele 10 / 50 / 100-Gramm-Gewichte in die Waagschale, wie es Ihrem Gegendruck zu den Schmerzen entspricht. Dann können Sie sich von der Waage zurückziehen. Der Zeiger wird jetzt von den Gewichten dort gehalten, wo Sie ihn zunächst durch Ihre eigene Kraftanstrengung hingebracht haben. Die Gewichte sind aus massivem Gusseisen. Sie verändern sich nicht und halten die Waage auf dem erreichten Stand. Prägen Sie sich das Bild der Waage jetzt gut ein. Versuchen Sie sich zu entspannen. Wenn es Ihnen möglich ist, schlafen Sie ein mit dem Bild der Waage vor Ihrem inneren Auge.

Literatur

American Psychiatric Association (1994): Diagnostic and Statistical Manual of Mental Disorders (4th ed.) (DSM-IV). Washington, DC: APA.

Andrews, G.; Slade, T.; Peters, Lorna (1999): Classification in psychiatry: ICD-10 versus DSM-IV. *British Journal of Psychiatry*, 174, 3–5.

Beck, A.T.; Rush A.J.; Shaw, B.F. et al. (1999): Kognitive Therapie der Depression, Weinheim: Beltz.

Becker, E. & Margraf, J. (2002): Generalisierte Angststörung. Weinheim. Beltz.

Bisson, J. I.; Shepherd, J.P.; Joy, D.; Probert, R.; Newcombe, R.G. (2004): Early cognitive-behavioural therapy for post-traumatic stress symptoms after physical injury. Randomised controlled trial. *British Journal of Psychiatry* 184, 63–69.

Blanchard, E.B.; Hickling, E.J.; Freidenberg, B.M.; Malta, L.S.; Kuhn, E.; Sykes, M.A. (2004): Two studies of psychiatric morbidity among motor vehicle accident survivors 1 year after the crash. *Behaviour Research and Therapy*, 42 (5), 569–583.

Bleich, A.; Koslowsky, M.; Dolev, A. & Lerer, B. (1997): Post-traumatic stress disorder and depression, an analysis of comorbidity. *British Journal of Psychiatry*, 170, 479–482.

Boos, A. (2005): Kognitive Verhaltenstherapie nach chronischer Traumatisierung: Ein Therapiemanual. Göttingen: Hogrefe.

Brady, K.T. (1997): Posttraumatic stress disorder and comorbidity: recognizing the many faces of PTSD. *Journal of Clinical Psychiatry*, 9, 12–15.

Breslau, N. (1998): Epidemiology of trauma and posttraumatic stress disorder. In: Yehuda, R. (Ed.): Psychological trauma. Washington: American Psychiatric Press.

Breslau, N.; Chilcoat, H.D.; Kessler, R.C.; Davis, G.C. (1999): Previous exposure to trauma and PTSD effects of subsequent trauma: Results from the Detroit Area Survey of Trauma. *American Journal of Psychiatry*, 156, 902–907.

Breslau, N.; Davis, G.C.; Andreski, P.; Peterson, E. (1991): Traumatic events and posttraumatic stress disorder in an urban population of young adults. *Archives of General Psychiatry*, 48, 216–222.

Breslau, N.; Kessler, R.C.; Chilcoat, H.D.; Schultz, L.R.; Davis, G.C.; Andreski, P. (1996): Trauma an posttraumatic stress disorder in the community: the 1996 Detroit Area Survey of Trauma. *Archives of General Psychiatry*, 55, 626–632.

Brewin, C.R. (2005): Systematic review of screening instruments for adults at risk of PTSD. *J. Traum. Stress*, 18, 53–62.

Brewin, C.R.; Rose, S.; Andrews, B. (2003): Screening for posttraumatic stress disorder in civilian populations. In: Orner, R. & Schnyder, U. (Eds.): *Reconstructing Early Intervention after Trauma*. Oxford: OUP.

Brewin, C.R.; Rose, S.; Andrews, B.; Kirk, M. (1999): Acute stress disorder and posttraumatic stress disorder in victims of violent crime. *American Journal of Psychiatry*, 156, 360–366.

Bryant, A.R.; Sackville, T.; Dang, S.T.; Moulds, M. & Guthrie, R. (1999) : Treating acute stress disorder: An evaluation of cognitive behaviour therapy and supportive counseling techniques. *American Journal of Psychiatry*, 156, 1780–1786.

Bryant, R.A. & Harvey, A.G. (1998): Relationship between acute stress disorder and posttraumatic stress disorder following mild traumatic brain injury. *American Journal of Psychiatry*, 155, 625–629.

Bryant, R.A.; Harvey, A.G.; Dang, S.T.; Sackville, T.; Basten, C. (1998): Treatment of acute stress disorder: a comparison of cognitive behavioral therapy and supportive counselling. *Journal Consult. Clinical Psychiatry*, 66, 862–866.

Bryant, R.A.; Moulds, M.L.; Guthrie, R.; Nixon, R.V. (2003): Treating acute stress disorder following mild traumatic brain injury. *American Journal of Psychiatry*, 160, 585–587.

Bryant, R.A.; Moulds, M.L.; Nixon, R.V. (2003): Cognitive behaviour therapy of acute stress disorder: a four-year follow-up. *Behav. Res. Ther.*, 41, 489–494.

Dick, C.L.; Bland, R.C.; Newman, S.C. (1994): Panic disorder. *Acta Psychiatrica Scandinavica*, Supplement, 376, 45–53.

D'Zurilla T.J & Goldfried, M.R. (1971): Problem Solving and Behavior Modification. *Journal of Abnormal Psychology*, 78, 107–126.

Eaton, W.W.; Kessler, R.C.; Wittchen, H.U.; Magee, W.J. (1994): Panic and panic disorder in the United States. *American Journal of Psychiatry*, 151, 413–420.

Ehlers, A. & Clark, D.M. (2000): A cognitive model of posttraumatic stress disorder. *Behav. Res. Ther.*, 38, 319–345.

Ehlers, A. (1999): Posttraumatische Belastungsstörung. Göttingen: Hogrefe.

Ehlers, A.; Clark, D.M.; Hackmann, A.; McManus, F.; Fennell, M. (2005): Cognitive therapy for post-traumatic stress disorder: development and evaluation. *Behav. Res. Ther.* 43(4),413–431.

Ehlers, A.; Clark, D.M.; Hackmann, A.; McManus, F.; Fennell, M.; Herbert, C.; Mayou, R. (2003): A randomized controlled trial of cognitive therapy, a self-help booklet, and repeated assessments as early interventions for posttraumatic stress disorder. *Archives of General Psychiatry* 60, 1024–1032.

Ehlers, A.; Mayou, R. & Bryant, B. (1998): Psychological predictors of chronic posttraumatic stress disorder after motor vehicle accidents. *Journal of Abnormal Psychology*, 107, 508–519.

Ellis, A. (1977): *Die Rational-Emotive Therapie: Das innere Selbstgespräch bei seelischen Veränderungen*. München: Pfeiffer.

Ellis, A. (1993): Grundlagen der Rational-Emotiven Verhaltenstherapie. München: Pfeiffer.

Epiktet (1958): Handbüchlein der Ethik. Stuttgart: Reclam.

Fischer, G. (2011): *Neue Wege aus dem Trauma: erste Hilfe bei schweren seelischen Belastungen*, Ostfildern: Patmos.

Flückinger, C. & Wüsten, G. (2008): *Ressourcenaktivierung. Ein Manual für die Praxis*. Bern. Verlag Hans Huber.

Foa, E.B. (2000): Psychosocial treatment of posttraumatic stress disorder. *Journal Consult. Clinical Psychiatry*, 61 (supplement 5), 43–48.

Foa, E.B. (2003): What do we know about the efficacy of psychosocial PTSD treatment. 8th European Conference on Traumatic Stress, Berlin.

Foa, E.B.; Hearst-Ikeda, D.; Perry, K.J. (1995): Evaluation of a brief cognitive-behavioral program for the prevention of chronic PTSD in recent assault victims. *Journal Consult. Clinical Psychiatry*, 63, 948–955.

Frommberger, U.; Stieglitz, R.D.; Nyberg, E.; Berger, M. (1997): Psychological effects of traffic accidents. Epidomiology, symptoms and therapy. *Psychotherapy*, 2, 45–51.

Grunert, B.K.; Smucker, M.R.; Weis, J.M.; Rusch, M.D. (2003): When prolonged exposure fails: Adding an imagery-based cognitive restructuring component in the treatment of industrial accident victims suffering from PTSD. *Cogn. Behav. Pract.*, 10, 333–346.

Hautzinger, M. & Kischkel, E. (2008): Kompetenznetz Depression. Materialien für Gruppenteilnehmer. ↗ www.kompetenznetz-depression.de/experten/media/hautzinger_patientenmanual. pdf.

Hautzinger, M. (2003): *Kognitive Verhaltenstherapie bei Depressionen*. Weinheim: Beltz.

Hoffmann, N. & Hoffmann, B. (2004): Exposition bei Ängsten und Zwängen. Weinheim: Beltz.

Huber, M. (2003): *Wege der Traumabehandlung*. Paderborn: Junfermann.

Kessler, R.C.; Chiu, W.T.; Demler, O.; Merikangas, K.R.; Walters, E.E. (2005): Prevalence, severity, and comorbidity of 12-month DSM-IV disorders in the National Comorbidity Survey Replication. *Archives of General Psychiatry*, 62, 617–627.

Kessler, R.C.; Chiu, W.T.; Jin, R.; Ruscio, A.M.; Shear, S.; Walter, E.E. (2006): The epidemiology of panic attacks, panic disorder, and agoraphobia in the national comorbidity survey replication. *Archives of General Psychiatry*, 63, 415–424.

Kessler, R.C.; Sonnega, A.; Bromet, E.; Hughes, M.; Nelson, C.B. (1995): Posttraumatic stress disorder in the national comorbidity survey. *Archives of General Psychiatry*, 52, 1048–1060.

Leeds, Andrew (2003, 2004): ↗ www.andrewleeds.net/training/prodownloads-files/RDItemplate.pdf.

Ludwig, U. (2009): ↗ www.ludwig-ulrike.de/doc/artikel/ imaginationshp.html.

Maercker, A.; Michael, T.; Fehm, L.; Becker, E.S.; Margraf, J. (2004): Age of traumatisation as a predictor of post-traumatic stress disorder or major depression in young women. *British Journal of Psychiatry*, 184, 482–487.

Margraf, J. & Schneider, S. (1990): Angstanfälle und ihre Behandlung. Berlin: Springer.

Michael, T.; Ehlers, A.; Halligan, S.L.; Clark, D.M. (2005) : Unwanted memories of assault: what intrusion characteristics are associated with PTSD? *Behav. Res. Ther.*, 43, 613–628.

Michael, T.; Munsch, S.; Lajtman, M. (2006): Kognitiv verhaltenstherapeutische Frühinterventionsverfahren nach Traumatisierung: Übersicht und Evaluation. *Verhaltenstherapie*, 16, 283–292.

Mück, H. (2002): Angst wegatmen – Hinweise zur Atementspannung, ↗ www.dr-mueck.de.

O' Donnell, M.L.; Creamer, M.; Pattison, P.; Atkin, C. (2004): Psychiatric Morbidity Following Injury. *American Journal of Psychiatry*, 161, 507–514.

Ozer, E.J.; Best, S.R.; Lipsey, T.L.; Weiss, D.S. (2003): Predictors of posttraumatic stress disorder and symptoms in adults: a meta-analysis. *Psychol. Bull.*, 129, 52–73.

Reddemann, L. (2003): *Imagination als heilsame Kraft*. Stuttgart: Klett-Cotta.

Regier, D.A.; Narrow, W.E.; Rae, D.S. (1990): The epidemiology of anxiety disorder: The Epidemiologic Catchment Area (ECA) experience. *Journal of Psychiatric Research*, 24, 3–14.

Rosner, R. (2007): Does ICD-10 Overestimate the Prevalences of PTSD? *Trauma & Gewalt*, 1, 46–57.

Schaub, A.; Roth, E.; Goldmann, U. (2006): *Kognitiv-psychoedukative Therapie zur Bewältigung von Depressionen*. Göttingen: Hogrefe.

Schmidt-Traub, S. (2008): *Panikstörung und Agoraphobie. Ein Therapiemanual*. Göttingen: Hogrefe.

Schneider, S. & Margraf, J. (1998): *Agoraphobie und Panikstörung*. Göttingen: Hogrefe.

Schnyder, U.; Moergeli, H.; Klaghofer, R. & Buddeberg, C. (2001): Incidence and prediction of posttraumatic stress disorder symptoms in severely injured accident victims. *American Journal of Psychiatry*, 158, 594–599.

Senftleben, R. (2008): ↗ www.zeitzuleben.de.

Stavemann, H.H. (2001): *Im Gefühlsdschungel. Emotionale Krisen verstehen und bewältigen.* Weinheim: Beltz.

Stavemann, H.H. (2002): *Sokratische Gesprächsführung in Therapie und Beratung: Eine Anleitung für Psychotherapeuten, Berater und Seelsorger.* Weinheim: Beltz.

Stavemann, H.H. (2003): *Therapie emotionaler Turbulenzen.* Weinheim: Beltz.

Stavemann, H.H. (Hrsg.)(2005): *KVT-Praxis.* Weinheim: Beltz.

Van der Kolk, B.A.; Mc Farlane, A.C.; Weisaeth, L. (Hrsg.) (2000): *Traumatic Stress.* Paderborn: Junfermann.

Wagner, D.; Heinrichs, M.; Ehlert, U. (1998): Prevalence of symptoms of posttraumatic stress disorder in German professional firefighters. *American Journal of Psychiatry,* 155, 1727–1732.

Watzlawick, P. (2008): *Anleitung zum Unglücklichsein.* München: Piper.

Willson, R. & Branch, R. (2007): *Kognitive Verhaltenstherapie für Dummies.* Weinheim: Wiley VCH Verlag.

Zöllner, T.; Karl, A.; Maercker, A.; Hickling, E.J.; Blanchard, E.B. (2005): *Manual zur kognitiven Verhaltenstherapie von Posttraumatischen Belastungsstörungen bei Verkehrsunfallopfern.* Eichengrund: Pabst Science Publishers.